KARL GRUNICK

MIT LUCAS BUCHHOLZ

Entdecke deine Körper Intelligenz!

Der Zugang zu deinem wahren Energiepotenzial

INHALT

EIN WORT ZUVOR

»KI ist die Zukunft!«, scheint eine immer gängigere Ansicht zu sein, die nicht mehr nur in Wirtschaftsmagazinen oder von Technologieexperten propagiert wird. Ich dagegen bin davon überzeugt, dass es die K. I. ist, die in den nächsten Jahren zu einem Kernelement unserer Zukunftsfähigkeit wird. Also nicht die Künstliche Intelligenz, sondern die KörperIntelligenz. Die Weisheit unseres Körpers bietet uns eine solide Grundlage und ist der Nordstern, der uns leitet beim Umgang mit einer immer ungewisseren Zukunft, steigenden gesellschaftlichen Unsicherheiten und unseren individuellen Herausforderungen. Ich bin sehr dankbar, diesen Zugang zu mir und in mir wiedergefunden zu haben.

Als Karl mich fragte, ob ich mit ihm und für ihn das vorliegende Buch schreiben wolle, habe ich sofort eingewilligt. Ich selbst habe Karls Arbeit vor einigen Jahren kennen und schätzen gelernt. Zugegeben, am Anfang hatte ich Zweifel. Die YouTube-Videos, in denen er seine Angreifer mühelos durch die Luft wirbelt, konnten doch nur Fake sein. Ich wollte es wissen und habe mich für ein Seminar angemeldet. Das war die beste Entscheidung!

Schnell merkte ich, dass das, was in den spektakulären Videos zu sehen ist, nur spielerische Möglichkeiten sind, mit den universellen Energieprinzipien bewusst zu arbeiten. Und mit jedem weiteren Seminar hatte ich nicht unbedingt das Gefühl, etwas Neues zu erfahren – die Prinzipien sind ja immer dieselben –, sondern eher immer tiefer an etwas erinnert zu werden. Doch woran?

An mich selbst und mein Energiepotenzial. Nach den Seminaren war nicht auf einmal alles anders. Ich erlernte auch keine Technik oder Methode, die mir im Leben mehr Erfolg versprochen hätte. Stattdessen bemerkte ich, wie ich mehr bei mir war, ruhiger und zufriedener und im Außen weniger Energie in irgendwelchen Kämpfen und Anstrengungen vergeudete. Gleichzeitig hatte ich das Gefühl, immer offener und kontaktfreudiger dem Leben mit seinen Irrungen und Wirrungen zu begegnen. Wie kann das sein? Wir hatten ja »nur« ein paar Körperübungen gemacht.

Ich habe mit Mitte 20 einige Monate beim indigenen Volk der Kogi in Kolumbien gelebt. Diese 4000 Jahre alte Hochkultur baut auf genau denselben Prinzipien auf, wie sie die KörperIntelligenz vermittelt. Was ich dort in den Dörfern einer der letzten heute noch intakten präkolumbianischen Gesellschaften erlebt habe, erfahre ich immer wieder durch die KörperIntelligenz: pures Menschsein. Meine Erfahrung bei diesem Volk und mein daraus entstandenes erstes Buch »Kogi – Wie ein Naturvolk unsere moderne Welt inspiriert« waren dann auch der Grund, der Karl und mich zum Schreiben dieses Buches zusammengeführt hat.

Der wunderbare erfahrungs- und eben nicht wissensorientierte Zugang ist für mich und uns alle eine der faszinierendsten Möglichkeiten, als körperliche Wesen – gestrandet in einer vom Fiktiven und Abstrakten beherrschten Welt – wieder real zu werden. Das Technische und Digitale greift immer mehr in unsere Realität ein und verbraucht enorm viel von unserer Energie und Lebenszeit. Wir spüren oft gar nicht mehr, wie es sich anfühlt, ganz bei sich, wirklich präsent zu sein, den eigenen Raum wieder zu bewohnen und mit einer fast vergessenen Leichtigkeit einfach wieder zu sein.

Ich kann nur jedem ans Herz legen, die Einfachheit der Energieprinzipien und den tiefen Frieden, der damit einhergeht, selbst zu erfahren. Leichtigkeit, Kreativität, Orientierung, spirituelle Tiefe und vor allem spielerische Lebensfreude sind nur einige der vielen großartigen Auswirkungen dieser besonderen Arbeit.

Lucas Buchholz

ZUM GELEIT

Als ich darum gebeten wurde, ein Geleitwort zu diesem Buch zu schreiben, war ich sehr berührt davon. Ich hielt inne und ließ vor meinem inneren Auge Karls langjährige Arbeit und sein unermüdliches Wirken in der Welt Revue passieren.

Das Leben an seiner Seite spielte mir eine ganz besondere Rolle zu. Und zwar nicht nur als seine Gefährtin oder die Mutter seines Kindes. Sondern in dem Zusammenhang auch als die, die seit 17 Jahren intensiv seine Arbeit und das große Wirken dessen, war er tut, aus der ersten Reihe beobachten kann.

In den vielen Jahren, in denen wir nun schon so stark miteinander verbunden sind, habe ich bei zahlreichen Seminaren an seiner Seite mitgewirkt. Ich konnte die Auswirkung der vielen Dominoaspekte, die seine Arbeit betreffen, in den unzähligen Leben der Teilnehmer und Teilnehmerinnen beobachten. Die Transformation, die Heilung, die vielen starken Veränderungen im Privaten bis hinein in die Wirtschaft ... so viele Leben wurden davon berührt und beeinflusst, so viele Berufe zu Berufungen gewandelt. Alle, die sich wirklich auf das eingelassen haben, was Karl durch eigenes Tun beziehungsweise Nicht-Tun vermittelt, haben eine große Veränderung durchlaufen. Auch meine eigene Seminartätigkeit »Auf der Suche nach den weib lichen Wurzeln« ist allein auf dem Boden dessen, was ich durch seine Arbeit erfahren habe, entstanden. Der Stein, den er ins Wasser warf oder der durch ihn ins Wasser fiel, hat viele Wellen ausgelöst und viele Menschen zutiefst bereichert. Ich verspüre nicht nur eine sehr tiefe Sinnhaftigkeit hinter seiner Arbeit, sondern auch eine sehr tiefe Dankbarkeit und Wertschätzung für sein fast 30-jähriges unermüdliches Wirken.

Und als die Idee zu diesem Buch aufkam, da wusste ich: Ich kann das Vorhaben nur mit einem gewissen Gefühl des Scheiterns annehmen. Die Worte, die versuchen, auf das hinzuweisen, was nur die eigene

Erfahrung vermitteln kann, können in diesem Zusammenhang nur unzulänglich erscheinen. Das ist für mich auch der nachvollziehbare Grund, warum die besonderen Lehren früher nur mündlich überliefert wurden und kaum etwas davon schriftlich fixiert wurde. Körper-Intelligenz und überhaupt spirituelle Erfahrungen zu beschreiben ist, als würde man versuchen, ein Universum durch ein Nadelöhr zu pressen.

Doch für unsere hauptsächlich intellektuelle Kultur ist es zumindest den Versuch wert. Das Buch könnte sich vielleicht sogar als hilfreich erweisen. Und es krönt so vieles in all den gemeinsamen Jahren Erlebtes, Gelebtes und Erfahrenes.

Ich möchte jeden Leser und jede Leserin dazu ermutigen, auf das zu lauschen, was sich hinter den Wörtern befindet. Ich möchte auf das tiefe innere Zuhören verweisen statt auf das simple Verstehenwollen. Man sieht nicht nur, man hört auch mit dem Herzen besser.

Renata Mierzejewska

»Erst wenn wir vollständig im Körper präsent sind, können wir durch den Körper etwas lernen, das über den Körper hinausgeht.«

YOSHI OIDA

AM ANFANG WAR DER KÖRPER

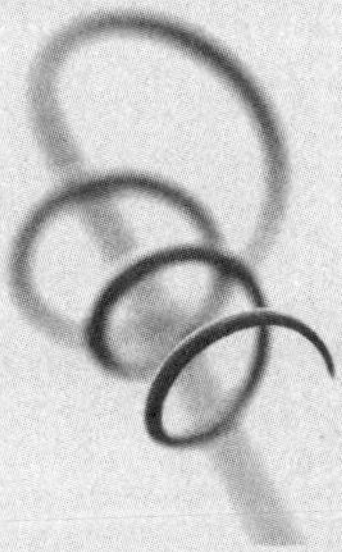

Erinnern wir uns daran, dass wir bereits mit einer tiefen Weisheit – der KörperIntelligenz – geboren wurden.

EIN GRAUER NOVEMBERMORGEN

Eine Bö schlug mir nasskalt ins Gesicht. Es war ein typischer Novembermorgen, dunkel, klamm. Der Wind trieb die tief hängenden Wolken vor sich her. Die einzigen Lichter waren die Scheinwerfer der Autos auf der Straße, die durch die kleinen Dörfer im Bayerischen Wald führte. Nur kurz leuchteten sie durch den Nieselregen. Ich hatte gerade das Haus verlassen und mich auf den Weg in die Schule gemacht. Den Kragen hochgezogen, vergrub ich meine Hände tief in den Taschen meiner Jacke. Ich war 17 und – sagen wir – nicht der aller lebenslustigste Geselle. Genauer gesagt war ich depressiv. Angekommen vor der Schule, stand ich mit meinen Kumpels in der Raucherecke. Ich war damals schon Leistungssportler, rauchte selbst also nicht. Die anderen reichten die glimmenden Stummel im Kreis herum und redeten über belanglose Dinge. Der graue Novembermorgen, die vom Wind getriebenen Regenwolken und meine Stimmung überboten sich gegenseitig an Melancholie. Ich stand also im Kreis meiner Mitschüler und fühlte mich förmlich zu Boden gedrückt. Die Schulglocke läutete. Die Zigaretten wurden ausgetreten, und meine Kumpels riefen mir zu: »Komm, lass uns reingehen.« Ich murmelte nur in meinen Kragen: »Geht schon mal ohne mich.« In dem Moment habe ich es einfach nicht geschafft, mich zu bewegen. Es ging nicht. Meine Kumpels schlurften in das Schulgebäude, und ich stand einfach da. Das Leben fühlte sich schwer und grau an. Ich musste mir einen Moment für mich nehmen und mich einfach dem bedrückenden Gefühl hingeben. Auf einmal passierte es. Ich schaute in die Wolken, und es war, als würde ein Schalter umgelegt. Von einer Sekunde auf die andere durchflutete eine Welle meinen Körper, wie ich es vorher noch nie erlebt hatte. Meine Trauer war innerhalb von Sekunden in Freude umgeschlagen, die sich in jede einzelne meiner Zellen ausbreitete. Im Nachhinein betrachtet, fühlte es sich an wie die besten Orgasmen meines Lebens auf einmal. Ich stand einfach da, und die Tränen liefen mir übers Gesicht. Alles schien mir plötzlich ganz leicht, meine gedrückte Stimmung war wie weggewischt. Nun konnte ich erst recht nicht mehr in die Schule gehen. Ich setzte mich erst mal in ein Café, um auf die Pause und meine Kumpels zu warten.

Der ganze Druck von vorher war auf einmal aus meinem Körper entwichen, und ich hatte das Gefühl, lebendig und belebt zu sein, wie ich es so nicht kannte. Es war, als hätte man den Stöpsel gezogen. Alles fühlte sich auf einmal in Ordnung und gleichzeitig beschwingt an. Damals hatte ich noch keine Ahnung, was mit mir geschehen war und was das mit der Weisheit meines Körpers zu tun hatte.

DER KÖRPER, TRÄGER DES VERSTANDES?

Man kann die berechtigte Frage stellen, warum man sich heutzutage mit dem Körper auseinandersetzen sollte. Die Menschen haben Jahrhunderte hart daran gearbeitet, sich von körperlicher Arbeit zu befreien, das heißt den Körper, wo immer möglich, durch Maschinen zu ersetzen. Fortschritt verstehen wir daher oft als Bequemlichkeit. Und es geht noch weiter – Lieferdienste sind auf dem Vormarsch, und Pakete sollen bald per Drohne nach Hause kommen. Das Versprechen der Digitalisierung und besonders der künstlichen Intelligenz lautet, das zu leisten, was die Industrialisierung nicht geschafft hat – nämlich den Menschen vollends von (körperlich anstrengender) Arbeit zu befreien. Körperlose Bequemlichkeit scheint die oberste Maxime fast aller technischen Innovationen und wirtschaftlichen Bestrebungen zu sein.

Diese Entwicklung hinterlässt Spuren: Die Mehrheit der Menschen in den sogenannten entwickelten Ländern nutzen den Körper hauptsächlich dazu, ihren Verstand an den Arbeitsplatz zu transportieren. Abgesehen vom regelmäßigen Gang zur Kaffeemaschine beschränkt sich die Aufgabe des Körpers oft darauf, die Computertastatur zu bedienen und dem Verstand ein Gefäß zu bieten. Zugegeben, das ist leicht vereinfacht, doch im Grunde glauben viele, es sei der Verstand, der acht Stunden am Tag arbeitet.

Bequemlichkeit bedeutet demnach, den Körper im Alltag möglichst wenig aktiv einsetzen zu müssen. Gleichzeitig ist der Körper immer mehr zum Objekt von Schönheits- und Gesundheitsidealen geworden. Gesundes Essen, Fitness, Yoga, grüne Smoothies, Atemübungen ... sind die Themen entsprechender Zeitschriften, Instagramkanäle und Onlinekurse. Der Körper und seine Optimierung durch Ernährung oder Sport wird für manche immer mehr zum Hobby, wie für andere der Modelleisenbahnbau. Gerade seine äußere Form ist uns sehr wichtig geworden. Gut aussehen muss er, der Körper, deshalb beschäftigen wir uns vor allem mit ihm, wenn er nicht unseren Idealvorstellungen entspricht. So ist die Schönheitsindustrie mit ihren zum Teil drastischen Maßnahmen zu einem profitablen Wirtschaftszweig geworden. Ansonsten interessiert uns unser Körper noch, wenn er nicht mehr so funktioniert, wie er soll. Da drängt sich die Frage auf, wie denn die Zukunft des Körpers aussieht. Aktuelle Trends aus dem Silicon Valley und Teilen Asiens zeigen: Der menschliche Körper soll maschinell verbessert werden, und Mensch-Maschine-Hybriden entstehen. Transhumanismus nennt sich diese Idee, die Grenzen unserer Biologie technisch zu überwinden und den Verstand vom Körper erlösen zu wollen.

UNTERDRÜCKUNG EINER GROSSEN KRAFT

Bei vielen ursprünglichen indigenen Völkern wird hingegen die Verbundenheit mit dem Körper der Verbundenheit mit der Erde gleichgesetzt beziehungsweise beides bedingt sich gegenseitig. Der Körper ist die Erde und damit auch die Basis, aus der das (alltägliche) Leben hervorgeht. Aus diesem Prinzip erwachsen alle Kulturen, die in einer tiefen Verbundenheit mit der Erde lebten und leben. In unserer Kultur jedoch scheinen wir uns seit Jahrhunderten immer mehr vom Körper und damit auch von der Erde zu entfernen. Man könnte sogar so weit gehen zu sagen, dass ein versteckter Krieg gegen den Körper geführt wird, indem wir entweder versuchen, den Körper und seine Bedürfnisse zu überwinden oder Kontrolle über ihn zu erlangen.

Der Ursprung der meisten großen Religionen ist auf diese Ablehnung zurückzuführen, was sehr deutlich in Bezug auf die Sexualität sichtbar wird. »Die Lust des Fleisches« ist zur Sünde erklärt worden. Das Konzept von Scham und Schuld kam auf und damit der Versuch, einige der stärksten Kräfte unseres Menschseins abzulehnen und zu unterdrücken. Da so eine starke Kraft wie die Sexualität jedoch nicht verdrängt werden kann, ist ein langer Weg des Leidens bis hin zum Missbrauch entstanden. Mit der Überwindung und Heilung dieser Wunde sind wir bis heute beschäftigt.

Diese Haltung zur Sexualität geht in den abrahamitischen Religionen – Judentum, Islam, Christentum – damit einher, dass vornehmlich der Geist gepriesen wird, aber der Körper abgelehnt. Sozial gesehen sind körperbetonte Berufe in den meisten Fällen schlechter bezahlt als intellektuelle Berufe. Sogar in einigen traditionellen Richtungen des Yoga wird die Überwindung des Körpers durch Askese und Disziplin angestrebt, absurderweise oft durch Zuhilfenahme von Körperübungen. Körperlose Spiritualität ist jedoch vom Alltag abgetrennt und bereitet den Weg für die Herrschaft des abstrakten (religiösen) Rituals.

DER KERN UNSERES MENSCHSEINS

Viele indigenen Kulturen weisen uns seit Jahrzehnten auf die Spaltung von Körper und Geist hin. Auch in den Texten der alten ostasiatischen Kulturen wird immer wieder von der Weisheit des Körpers gesprochen. Egal ob in der vedischen, altchinesischen oder vielen anderen Traditionen – hier wird entsprechend der Weg des Annehmens, nicht der Weg der Ablehnung aufgezeigt, auf dem der Körper als das Haus unserer Seele hochgeehrt wird. Er wird als das Gefährt beschrieben, das uns ein physisches Leben auf diesem Planeten in seiner materiellen Dimension ermöglicht. Und immer wieder lesen oder hören wir von den Geheimnissen, die im Körper verborgen liegen oder durch ihn offenbart werden können. Die teils poetischen Erklärungen sind dabei alles andere als banal, und dem Körper wird darin eine immense Bedeutung zugeschrieben. Es werden teils wundersame Dinge geschildert, die möglich seien, wenn wir wieder in Kontakt mit uns selbst kommen und die Weisheit unseres Körpers wieder wirken lassen. Gerade aus den Erzählungen vieler indigener Kulturen können wir ihr völlig anderes Körperverständnis herauslesen. Körper, Geist und Seele sind dabei für sie nicht getrennt, sondern formen zusammen die Einheit, die den Kern unseres Menschseins ausmacht.

Auch wenn wir uns verstandesmäßig vom Körper abgespalten und von der Natur getrennt haben, wird schnell klar, dass dies körperlich gar nicht möglich ist. Man versuche nur mal, länger als zwei Minuten die Luft anzuhalten, und man merkt gleich, wie tief wir körperlich in dieser Realität verwurzelt sind. Auch der angestoßene große Zeh bringt uns sehr zügig zurück in unsere Körperlichkeit.

Eine ganz einfache Weisheit: Körper, Geist und Seele lassen sich nicht trennen.

Wir verhalten uns so, als hätten wir eine Tatsache vergessen: Egal wohin wir auf diesem Planeten gehen, wir haben unseren Körper immer dabei. Er ist immer derselbe, und wir sind immer dieselben. Der Körper ist beim Arbeiten am Schreibtisch genauso da wie bei der Yogastunde und im Zoom-Call genauso wie beim Waldspaziergang. Für Kinder ist dies noch selbstverständlich, sie sind immer in ihrem Körper. Wir Erwachsenen dagegen haben uns Zeiten für den Körper und Zeiten für den Verstand in unserem Alltag eingerichtet. Und ganz selten vielleicht auch mal für die Seele. Man könnte sagen, dass der Mensch das einzige Wesen auf diesem Planeten ist, das sich vormachen kann, nicht bei sich zu sein. Ein nicht geerdeter und damit fast schon körperloser Mensch löst sich aber auch aus den Kreisläufen der Natur und macht alles zu Objekten. An diesem Punkt beginnt ein anderer, verheerender Kreislauf – ein Kreislauf der Ausbeutung und damit auch Zerstörung eines Systems, von dem wir absolut abhängig sind. Würden die Ameisen, Bienen oder die Pilze fehlen, wäre das Ausmaß der Veränderungen auf der Erde enorm. Genauso verhält es sich auch andersherum: Viele indigene Völker sind zutiefst davon überzeugt, dass die Erde auch den Menschen in seinem schöpferischen Bewusstsein braucht, damit das Leben auf ihr aufblühen kann.

Ich bin sicher, dass, solange wir »Fort-schritt« aus dieser Abgetrenntheit und Spaltung heraus erschaffen, er weder uns noch der Erde noch den kommenden Generationen dienlich sein wird. Auch in Bezug auf die heutige Spiritualität ist das sehr leicht zu erkennen. Spiritualität, die ihre Wurzeln im Körperbewusstsein hat, wirkt sich auf den gesamten Alltag aus, im Privaten ebenso wie im Beruf. Da gibt es keine Trennung, und die Energie fließt zwischen allen Bereichen unseres Lebens. Während uns rein geistig-mentale spirituelle Konzepte trocken verhungern lassen und zu noch stärkerer Abtrennung von unserem Alltag führen.

DIE WEISHEIT DES KÖRPERS

Wir haben irgendwann Angst bekommen vor der vermeintlichen Primitivität und Aggression, die aus einer geistlosen und vernunftlosen Körperlichkeit erwächst. Doch die Flucht in die Verstandesebene ist auch nicht besser. Wir haben uns damit noch weiter von uns selbst abgeschnitten. Man könnte auch sagen, dass die Entfernung vom Körper mit der Ablehnung und Unterdrückung des Weiblichen in den letzten Jahrhunderten einhergeht. Denn in alten Schriften wurde der weibliche spirituelle Weg oft als der verkörperte beschrieben und der männliche als der vergeistigte. Und das Geistig-Männliche wird als dem Körperlich-Weiblichen überlegen angesehen – mit ein Grund für den Krieg der Geschlechter. Daraus ist dann auch die Logik der Askese erwachsen, welche die Selbstablehnung hinter vermeintlicher Kontrolle über den Körper verbirgt. Osho, ein sehr bekannter spiritueller Lehrer der 1970er- und 1980er-Jahre, vermochte die Weisheit und die Bedeutung des Körpers wunderbar in Worte zu fassen:

»Der Körper ist der Anfang, der Körper ist dein Fundament, der Körper ist deine Erdung, deine Wurzel. Dich dazu zu bringen, gegen deinen Körper zu sein, bedeutet, dich zu zerstören, bedeutet, dich schizophren zu machen – bedeutet, dich unglücklich, unwürdig zu machen, bedeutet, die Hölle zu kreieren.

Du ›bist‹ der Körper, natürlich bist du noch mehr als der Körper, aber dieses ›Mehr‹ kommt erst später. Zuerst gilt es deinen Körper zu deinem Freund zu machen, denn dein Körper ist deine Grundwahrheit! Sei also niemals gegen deinen Körper. Immer wenn du gegen deinen Körper bist, dann bist du gegen das Göttliche in dir, wann immer du respektlos deinem Körper gegenüber bist, dann verlierst du den Kontakt zur Realität, dein Körper ist dein Kontakt, dein Körper ist deine Brücke – dein Körper ist dein Tempel!«

MAN KANN ES WEDER BESCHREIBEN NOCH VERSTEHEN ODER LERNEN

Dieses Buch ist eine Einladung, sich wieder auf den Körper und die ihm innewohnende Weisheit – hier KörperIntelligenz genannt – einzulassen. Doch muss an dieser Stelle betont werden: KörperIntelligenz kann man nicht verstehen, und man kann sie auch nicht lernen. Ja, man kann sie nicht einmal beschreiben. Man kann sie nur erfahren. Das klingt vielleicht absurd angesichts dessen, dass du gerade ein Buch mit dem Titel »KörperIntelligenz« in den Händen hältst. Doch das muss kein Widerspruch sein, und es gibt hierfür eine lange Tradition. Der Daodejing, eines der wohl berühmtesten Werke der klassischen daoistischen Literatur, beginnt mit den Worten: »Das Dao, das man aussprechen kann, ist nicht das wahre Dao. Der Name, den man erklären kann, ist nicht der wahre Name.« Und das immerhin in einem Buch, das in 81 Versen – und damit in vielen Worten – von nichts anderem als dem Dao handelt. Es geht hier um eine altchinesische Form der Nutzungsbestimmungen, die auf die Begrenztheit der Sprache verweisen, eine Art AGBs zusagen. Das Gleiche tun wir als Autoren hier auch. Der Verstand versteht und begreift, der Körper spürt und erfährt. Sprache ist eine wunderbare Ergänzung zur Erfahrung, aber eben auch nicht mehr. Daher verwundert es vielleicht auch nicht, dass es bisher kaum Literatur zum Thema Körperintelligenz gibt. Gleichzeitig könnte man sagen, Zen ist auch nicht beschreibbar, und es gibt wenige spirituelle Disziplinen, über die so viel Literatur existiert.

Was noch verwunderlicher erscheinen mag: KörperIntelligenz kann man nicht lernen, üben oder trainieren. Es handelt sich nicht um ein System, eine Methode oder eine Technik, die man sich aneignen könnte. KörperIntelligenz ist etwas, womit wir geboren werden, was immer wirkt und was uns im Kern als Menschen ausmacht. Warum also dieses Buch lesen?

WAS DU VON DIESEM BUCH ERWARTEN KANNST

Vor allem anderen ist dieses Buch eine Erinnerung. Es kann dich daran erinnern, dass unser Körper bereits intelligent auf diese Welt kommt, dass unsere KörperIntelligenz jederzeit da ist. Deshalb brauchen wir nur wieder einen Zugang zu ihr. Das macht es auf der einen Seite natürlich sehr einfach, was allerdings nicht heißt, dass es immer leicht wäre, KörperIntelligenz zu erfahren.

Vielleicht erinnerst du dich wieder daran, wie es war, als du Kind und noch voll in deinem Körper präsent warst. Du hast vor Lebensfreude gesprüht und dich ganz deiner Lebendigkeit hingegeben. Vielleicht spürst du auch intuitiv, dass noch viel mehr möglich ist, wenn du der Intelligenz deines Körpers vertraust. Und vielleicht hast du ja auch schon eine leise Vorahnung davon gespürt, als dich das Thema angesprochen hat, dir jemand davon erzählt hat und du das Buch in die Hand genommen hast.

> Impulse
>
> Nach einigen der folgenden Kapitel bieten wir Einstiegsübungen an, die erste praktische Erfahrungen mit KörperIntelligenz – im Folgenden oft K. I. genannt – ermöglichen. Der Fokus liegt dabei hauptsächlich auf Praktiken, die du allein ausführen kannst. Tiefere Erfahrungen erfordern allerdings ein Gegenüber, das als Spiegel dient und entsprechendes Feedback gibt. Deshalb können diese Stellen vor allem als Impuls dienen, ein Seminar zu besuchen, da K. I. fast immer mindestens paarweise praktiziert wird, wobei keine Techniken unterrichtet werden, sondern der Fokus auf dem Umgang mit dem Sein und dem Menschen liegt.

Worte und Schrift wirken aber nicht nur als Nutzungsbestimmung oder Erinnerung, sondern auch noch auf einer anderen Ebene. Nicht umsonst hat man zum Beispiel den Zauberliedern der germanischen Mythologie eine so große Kraft und Bedeutung beigemessen. Als Menschen werden wir von unzähligen Sagen und Mythen begleitet, die unsere Kulturen über Jahrtausende hinweg geformt und erhalten haben. Seien es vedische Schriften, germanische Runensteine oder Erzählungen am Lagerfeuer, Worte haben uns Welten eröffnet.

Sprache kann als direktes Tor für das Bewusstsein dienen, das sich öffnet, weitet und neue Dinge erfährt. Sie ist dabei ein Wegweiser, aber kein Ersatz für Erfahrungen. Daher möchten wir hier die Einladung aussprechen, das Buch nicht mit allzu großem Ernst zu lesen. Es auch nicht verstehen zu wollen. Wenn wir uns entspannen, dafür sorgen, dass wir uns wohlfühlen, und humorvoll davon ausgehen, dass wir schon alles »wissen«, was im Buch steht, haben wir die größte Chance, erinnert zu werden. Er-innern ist dabei – wie so oft in der deutschen Sprache – wundervoll treffend, denn das, was »in« uns ist, wird wieder aktiviert, zugelassen, und unsere KörperIntelligenz kann sich frei entfalten. Immer mehr äußere Formen, Konzepte und Verhaftungen fallen weg, und der Inhalt unseres Menschseins kommt hervor.

Alles, was du in diesem Buch liest, ist die Wahrheit, genauer: meine Wahrheit. Das, was ich hier beschreibe, erzähle und vermittele, habe ich immer und immer wieder selbst erlebt. Ich erhebe damit keinen Anspruch auf Wissenschaftlichkeit, da uns ja heutzutage gerne suggeriert wird, es gäbe nur eine Wissenschaft (gemeint sind damit natürlich immer die Naturwissenschaften). Wenn wir unseren Blick jedoch weiten und von »den Wissenschaften« sprechen, beziehen wir wieder das Geistige und das Primat der Erfahrung mit ein. So gesehen, wirst du, liebe Leserin, lieber Leser, sehr wohl Wissenschaftliches in diesem Buch finden. Daraus erwächst jedoch nicht der Anspruch, dass die hier dargelegten Wahrheiten zwangsläufig deine Wahrheiten werden müssen. Dennoch – es handelt sich hier nicht einfach um (m)eine Meinung. In unserer heutigen Welt vertrauen wir auf Studien, Statistiken und andere abstrakte Formen dessen, was viele indigene Völker als »totes Wissen« bezeichnen. Wie sich später noch genauer zeigen wird, sind für mich reale eigene Erfahrungen das Herzstück unseres menschlichen Weges der Bewusstwerdung. Nur über Erlebnisse haben wir einen echten Bezug zur Welt und können ganzheitlich wachsen.

> Erfahrungsbericht
>
> Ich kannte einige Videos von Meister Ueshiba, dem Begründer des Aikido, und hatte diese japanische Kampfkunst schon seit 20 Jahren ausgeübt, als ich auf ein weiteres YouTube-Video stieß, in dem die Kunst des »No-Touch« demonstriert wurde – von einem Deutschen, Karl Grunick sein Name. Umgehend meldete ich mich zu einem zweitägigen Seminar mit dem Titel »K. I. in der Kampfkunst und im Aikido« an.
> Ich war ziemlich überwältigt von dieser ersten Begegnung mit Karl und tief berührt von dem, was ich in diesen zwei Tagen erfahren hatte. Ich wusste instinktiv, dass meine lange Odyssee nun beendet war. Durch Karl wurde mir klar, dass sehr vieles, was im Bereich Kampfkunst vermittelt wird, falsch ist oder schlichtweg nicht funktioniert. Vielmehr kann es sogar dazu führen, dass man sich Bewegungsmuster aneignet, die nicht der eigenen natürlichen Bewegungsform entsprechen. Dadurch wird der Fluss des Ki, der Lebensenergie, blockiert. Womöglich schadet man seinem Körper dadurch sogar. In Karls Seminar stand nicht, wie sonst beim Aikido in Deutschland, die Technik im Vordergrund. Und so habe ich in den ersten paar Seminaren mit Karl mehr über Ki erfahren als in den ganzen 20 Jahren zuvor.
>
> *Tim*

DER KÖRPER IST DER SCHLAUSTE IM RAUM

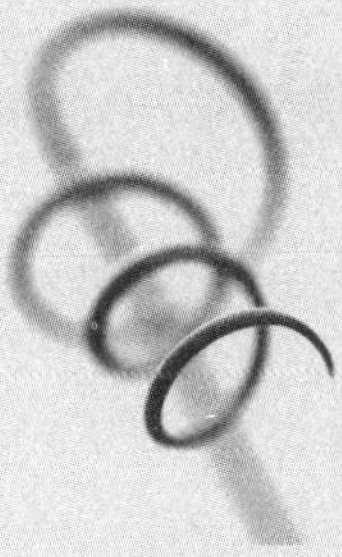

Der Körper ist unser Zuhause
und unser Wahrnehmungsinstrument.
Seine Weisheit sagt uns, was gut
für uns ist und was nicht.

SUCHE NACH EINER GEHEIMNISVOLLEN KRAFT

Ich hatte das Glück, mit zwei ganz besonderen Eigenschaften geboren zu werden. Mittlerweile kann ich diese Eigenschaften als Gaben anerkennen. In meiner Kindheit und Jugend brachte mir jedoch vor allem die erste immer wieder Schwierigkeiten ein. Insbesondere meine Eltern taten sich mit mir in dieser Hinsicht sehr schwer, und mein Vater sagte oft und auch ziemlich barsch zu mir, wenn sich diese Eigenschaft zeigte: »Sohn, du bist faul.« Meine erste Eigenschaft, mit der ich auf die Welt gekommen bin, ist also eine sehr große Faulheit. Mittlerweile weiß ich zum Glück mehr darüber: Das, was mich in meinem ganzen Leben begleitet, ist eine große Antriebsschwäche. Diese hatte sich in meiner Jugend bereits zu einer Depression ausgewachsen. Gleichzeitig hat sie jedoch die Weichen für den Verlauf meines weiteren Lebens gestellt und einiges für mich in Gang gebracht, was sie letztendlich auch zur Gabe machte. Eine wichtige Rolle bei dieser Entwicklung hat jedoch auch die schwierige Beziehung zu meinem Vater gespielt. Er war ein Macher, und aufgrund dieser Eigenschaft war mein Verhältnis zu ihm seit meiner Kindheit stark belastet. Um das zu kompensieren, begann ich schon in sehr frühen Jahren intensiv Kampfkunst und Kampfsport zu trainieren. Außerdem versuchte ich so – zahlreichen Ratschlägen meines Umfelds folgend –, über hartes Training und Disziplin meine »Faulheit« auszumerzen. Ich wollte meine Antriebsschwäche loswerden und bin zusätzlich zum Kampfsport mit 14 Jahren in den Leistungssport eingestiegen. Das bedeutete, noch mehr und noch härter zu trainieren. Ich war auch durchaus sehr erfolgreich in verschiedenen Laufdisziplinen und habe sogar bei »Jugend trainiert für Olympia« teilgenommen.

Dabei habe ich meinen Körper immer weiter strapaziert und meine körperlichen Grenzen ausgetestet. Wie viel hält der Körper aus? Geht da noch mehr? Gibt es überhaupt eine körperliche Grenze?

Ich hatte das Mantra der Gesellschaft inhaliert: Du musst dich nur genug anstrengen, um deine Ziele zu erreichen. Allerdings hat diese Strategie schon damals bei mir nicht gefruchtet.
Im Rahmen der Kampfkunst stieß ich dann im Laufe der Jahre auf ein Wort, das mir wie ein Zauberwort erschien. Es war für mich ein Lichtblick und klang nach der Erlösung für meine Trägheit. Immer wieder hörte ich Geschichten, in denen man davon berichtete, dass es eine geheimnisvolle mystische Kraft geben solle, die wahre Wunder vollbringen könnte. Wenn man es schaffte, sie sich zu eigen zu machen, dann wären Dinge leicht und ohne Anstrengung möglich, die sonst nicht möglich sind. Diese Kraft nannte man Qi oder auch Ki.

WIE FINDET MAN DAS KI?

Daraufhin habe ich angefangen, nach diesem sogenannten Ki – oder Qi – zu forschen. Der Begriff bezieht sich auf eine wie auch immer geartete Form von Lebensenergie, durch die die Dinge wie von selbst geschehen. Das klang nach der perfekten Lösung für meine Antriebslosigkeit. Ich habe daher meine Kampfkunstlehrer und -meister gefragt, wie ich Zugang zu dieser Kraft erhalten könne, die – so erzählte man mir – aus dem Universum komme. Meistens habe ich dann zwei Standardantworten erhalten, die sich letztlich sehr ähneln. Die erste lautete: »Man muss hart dafür trainieren.« Die zweite Antwort war: »Wenn man lange genug übt, kommt das Ki irgendwann von selbst.«
Da waren nun wieder die zwei altbekannten Stichwörter: »hart« und »lange«. Wenig verwunderlich, dass ich alles andere als begeistert war. Beide Ansätze kannte ich ja schon und wusste, dass sie bei mir nicht fruchteten. Ich war enttäuscht und zweifelte an den Aussagen meiner Meister. Und hier kommt nun meine zweite Gabe in Form einer Art Mantra ins Spiel. Ich folge zeit meines Lebens dem

Grundsatz: Glaube nichts, was du nicht selbst überprüft hast. So beobachtete ich die Menschen, die schon viel länger und härter geübt und trainiert hatten als ich, aber bei ihnen war nichts von der mystischen Kraft zu sehen. Ich erkannte nur bloße mechanische Technik, aber keine Spur von der wundersamen Energie. Im Gegenteil, diese Kämpfer kamen mir fest, hart und innerlich unbeweglich vor. Ich musste also feststellen, dass sowohl in der Kampfkunst als auch sonst im Leben sich viele, wenn nicht sogar die meisten Dinge anders verhalten, als es gemeinhin vermittelt wird. Ich habe sogar erfahren, dass häufig genau das Gegenteil der landläufigen Ansicht wahr ist.

DAS PRINZIP DES WU-WEI

Im Rahmen meiner Suche tauchten immer wieder die Daoisten auf. In ihren Schriften las ich zum ersten Mal von einem Prinzip, das als »Wu-Wei« bezeichnet wurde. Es gibt eine Vielzahl an Übersetzungen für den Begriff, die alle mehr oder weniger »den Dingen ihren natürlichen Lauf lassen« bedeuten. Oft wird dabei auch vom Reduzieren oder Weglassen des Überflüssigen gesprochen.

Das stand nun deutlich im Widerspruch sowohl zu den Glaubenssätzen der Leistungsgesellschaft, die durch meine Eltern an mich herangetragen worden waren, als auch zu den Aussagen meiner Lehrer, die auf hartes und langes Üben gepocht hatten. Bei den Daoisten las ich weder etwas von »viel hilft viel« noch von »Augen zu und durch«. Doch das Wu-Wei bedeutet auch nicht, einfach nichts zu tun, wie es manchmal fälschlicherweise verstanden wird. Vielmehr geht es dabei um das Nicht-Tun. Zwischen Nichts-Tun und Nicht-Tun liegt ein himmelweiter Unterschied, denn Ersteres meint Passivität und Erschlaffung, während es sich beim Nicht-Tun um einen Zustand hoher aktiver Präsenz handelt, in dem die Dinge mühelos und ohne Aufwand geschehen.

DIE ERSTE ERFAHRUNG

Immer wieder hörte ich, dass diese Prinzipien des Wu-Wei auch in den Kampfkünsten wirken, dass sie allerdings als Geheimnisse von Lehrern an Schüler weitergegeben würden. Ich erfuhr dann von einem Kampfkunstmeister, über den wahre Wunderdinge berichtet wurden. Aber auch, dass es erstens total schwierig sei, an ihn heranzukommen, und zweitens, dass er sehr unzugänglich sei und sich seinen Schülern und anderen Menschen gegenüber teilweise völlig unmöglich benehme. Ich spürte klar in mir, dass es mein nächster Schritt sein sollte, diesem Meister zu begegnen. Spannenderweise hatte ich bei unserem ersten Treffen überhaupt keine Mühe, an ihn heranzukommen. Ich fühlte mich bei ihm wohl, und es kam in mir fast die Empfindung auf, als würden wir uns schon lange kennen.

Relativ bald fragte er mich dann während eines Lehrgangs, ob ich Lust hätte, ihn anzugreifen. Ich wollte es wirklich wissen und habe Ja gesagt. Aggressionspotenzial hatte ich in meiner Jugend zur Genüge, und das Angreifen hatte ich in jahrelangem Kampfkunsttraining auch gelernt. Wenn ich attackiert habe, dann richtig. Ich freute mich über sein Angebot und versicherte mich noch mal, ob ich auch voll zuschlagen dürfe. Nach seinem kurzen Ja griff ich entschlossen an.

Als ich die Augen öffnete, sah ich die Zimmerdecke über mir. Ich lag auf dem Boden, spürte die harte Matte unter meinem Rücken und hatte keine Ahnung, wie ich dort hingekommen war. Ich hatte nicht gespürt, dass irgendjemand mich berührt hätte. Der Meister schaute von oben zu mir herunter. »Willst du noch mal?«, fragte er mich. Mein Selbstverständnis war ganz schön erschüttert. Ein bisschen zögerlich antwortete ich »Joa«. »Damit du es leichter hast, nimm dir mal dieses Ding da.« Er gab mir ein japanisches Holzschwert, genannt »bokken«, in die Hand. Zu dem Zeitpunkt hatte ich bereits zehn Jahre japanischen Schwertkampf hinter mir. Das war meine absolute Lieblingsdisziplin, und als ich das Schwert in die Hand nahm, waren meine Lebensgeister wieder erweckt. »Darf ich wirklich voll zuschlagen mit dem Teil?« »Ja, bitte.« Ich war aufgeladen und bereit, mein Bestes zu geben. Dann: Ein kurzer Moment, in dem ich nicht mitbekommen hatte, wie mir geschah, und ich kam ungefähr einen Meter vor ihm zum Liegen. »So, jetzt setz dich einfach an den Rand und schau zu«, sagte der Meister zu mir. Zu etwas anderem war ich auch nicht mehr fähig. Ich saß den Rest des Trainings einfach nur da, hatte das Gefühl, dass es mich innerlich total zerlegt hatte und ich mich erst mal neu zusammensetzen musste. Im Außen sah ich Wunderdinge an mir vorbeiziehen, und innerlich wusste ich: »Das will ich lernen, und wenn ich das kann, kann mir keiner mehr was!«

VOM KI ZUR K. I.

Einige Jahre später begann ich selbst mit meiner Seminartätigkeit. Inzwischen hatte ich mich mit den Energieprinzipien auch weit jenseits der Kampfkunst beschäftigt. Doch weil ich von der Kampfkunst herkam, hat meine Lehrtätigkeit auch in diesem Bereich ihren Anfang genommen. Bis heute erlebe ich immer wieder, dass viele Teilnehmer und Teilnehmerinnen ein sehr festes Bild im Kopf haben, was Qi oder Ki zu sein hat. Und wenn sie dann Erfahrungen machen, die auch nur ein wenig von ihrer Vorstellung abweichen, sind sie sicher, dass es nicht das richtige Ki sei. Dadurch ist mir über die Jahre etwas bewusst geworden, aus dem sich eine Erkenntnis geformt hat, nämlich: Wissen verhindert Weiterentwicklung. Wenn wir meinen, etwas zu kennen, zu wissen oder verstanden zu haben, stecken wir es innerlich in eine Schublade, und dort verfestigt es sich. Deshalb habe ich einen anderen Weg gewählt.

Meinem Drang, vom Festen und Starren wegzukommen, und meiner Fähigkeit, das ganze Wissen über Bord zu werfen, um mit dem

Leben wieder in Fluss zu kommen, liegt natürlich eine Vorgeschichte zugrunde. Sie führte zu einer weiteren Erkenntnis, nämlich dass verfestigtes Wissen die Tendenz hat, auch etwas in uns fest und unbeweglich zu machen. Leben dagegen zeigt sich als eine ständige Bewegung. Es gibt keinen Stillstand, kein Ankommen, auch keinen fixen Punkt, den wir in der Zukunft erreichen könnten.

MEIN TRANSFORMATIONSERLEBNIS

Es gab schon immer eine starke Wechselwirkung zwischen meinem privaten Leben und dem, was ich in meinen Seminaren vermittele. Vieles von dem, was ich erlebe, beeinflusst und bereichert meine Arbeit. Und das, was meine Arbeit ausmacht, beeinflusst und bereichert mich weit darüber hinaus. Jedoch gab es auch Ereignisse, die als Katalysatoren beziehungsweise Beschleuniger gewirkt haben. Einer der wichtigsten war eine Krankheit.

Um mein 33. Lebensjahr herum zeigte sich bei mir eine sehr schwere Autoimmunerkrankung, die meine erste große Transformation auf Hochtouren brachte. Diese Krankheit tritt so selten auf, dass sich nur sehr wenige Ärzte damit auskannten. Zwei Spezialisten, deren Rat ich einholte, hatten zu dem individuellen Verlauf und zur geeigneten Therapie zwar unterschiedliche Meinungen, jedoch waren sie sich in einem Aspekt einig: unheilbar. »In spätestens eineinhalb Jahren werden Sie zu einem Pflegefall werden und ungefähr ein Jahr später tot sein!« Eine solche Prognose hebt natürlich alles aus den Angeln. Nichts ist mehr so, wie es war. Alles, was mir bis dahin Kopfzerbrechen machte oder mich beschäftigte, erschien mir angesichts des Todes auf einmal unwichtig. Dabei wurde mir sehr schnell klar, dass ich komplett auf mich allein gestellt war. Es gab niemanden in meinem Leben, der mir wirklich helfen konnte. Nach einer kurzen Widerstands- und Angstphase blieb mir deshalb nichts anderes übrig, als mich der Situation einfach hinzugeben. An diesem Punkt kam mir eine Erkenntnis, die alles veränderte: »Wenn ICH die Macht hatte, mich so krank zu machen, muss ICH auch die Macht haben, mich wieder zu heilen.« Und plötzlich erlebte ich innerlich ein unendliches Gefühl von Freiheit. Weil nichts mehr möglich war, war auf einmal wieder alles möglich. Da ich im weiteren Prozess nicht auf die Hilfe der Medizin rechnen konnte, habe ich mich vielen »verrückten« oder scheinbar »unmöglichen« Dingen zugewandt. Meine Offenheit war in dieser Zeit immens groß, denn ich wusste, dass die Heilung nur aus einer Ebene kommen konnte, deren Auswirkungen manche Menschen als »Wunder« bezeichnen. So eröffnete sich für mich ein neuer spiritueller Zugang, der erst in meinem privaten Leben und für meine Genesung eine wichtige Rolle spielte und nach einer gewissen Zeit auch unabdingbar für meine Arbeit wurde.

DEN EIGENEN WEG FINDEN

Es würde den Rahmen sprengen, hier alles zu beschreiben, was ich ausprobiert habe. Ich kann aber aus tiefster Überzeugung sagen, dass all diese Erfahrungen mich wieder auf den Weg eingestimmt haben, der für mich in diesem Leben vorgesehen war. Das Leben sprach in dieser Hinsicht eine sehr deutliche Sprache zu mir: »Entweder folgst du deinem Pfad, oder du stirbst.« So viel an dieser Stelle zum freien Willen. Den hatte ich zwar, aber nur, um mich für das Leben und meinen Weg zu entscheiden. Aber was genau war mein Weg? Ich begann mein ganzes bisheriges Leben zu hinterfragen. Was machte mich krank? Was tat mir nicht gut? Wo fehlte die Freude, weil das Bedürfnis nach Sicherheit überhandgenommen hatte? Unter anderem wurde mir auch sehr bald bewusst, dass mein Beruf als Lehrer an einer Fachakademie ein wesentlicher Grund war, warum mein Körper rebellierte. Meinen Beruf aufzugeben war ein sehr wichtiger Schritt, sowohl für meine Genesung als auch für die Berufung, der ich heute folge. Ich stelle mir seitdem stets die Frage: »Wenn ich eine Entscheidung treffe, wird sie dazu führen, dass ich hinterher mehr Freude in meinem Leben empfinde als vorher?«

Der ganze Genesungsprozess dauerte fast drei Jahre und veränderte mich innerlich vollständig. Nach knapp zwei Jahren war ich endlich auch so weit, die Sicherheit meines Lehrerberufes aufzugeben. Ich habe gekündigt und mit meiner Seminartätigkeit begonnen. Als ob das Leben nur darauf gewartet hätte, kamen nach dem Tag der Kündigung wie aus dem Nichts heraus viele Angebote, meine Seminare an den verschiedensten Orten abzuhalten. Mein Job war aber nicht das Einzige, was sich durch diesen Transformationsprozess aus meinem Leben verabschieden musste. Auch meine langjährige Partnerschaft ist durch diese starken inneren Veränderungen zerbrochen. Ebenso erlosch die Resonanz zwischen mir und meinem Meister, der mich so viele Jahre begleitet hatte und eine Art Anker für mich gewesen war. In beiden Fällen war der spirituelle Zugang, den ich durch meine Heilung als neuen Teil meines Wesens in mir trug, der Grund, warum wir uns voneinander entfernten. Mein Lehrer hielt meinen neu eingeschlagenen Weg für Humbug, und meine damalige Partnerin konnte oder wollte diesen Weg nicht mitgehen.

Fast das ganze Leben – so, wie ich es bis dahin kannte und lebte, inklusive aller Bezugspunkte, die mich ausmachten, und all der Menschen, die für mich eine große Rolle spielten – musste ich hinter mir lassen. Und ich hatte dabei einen wertvollen Helfer: Ich konnte immer anhand eines bestimmten Blutwertes ablesen, wie mein Körper auf meine Entscheidungen reagierte. Jedes Mal, wenn ich etwas tat, was nicht zu dem für mich vorgesehenen Weg passte, stieg der Wert an. Wenn ich jedoch meine Schritte korrigierte und mich wieder auf meinen Weg einstimmte, sank der Wert. Es gab auch andere deutliche Hinweise meines Körpers, die mich unterstützt haben. Ich weiß noch, wie ich mehrere Monate intensive Lendenwirbelschmerzen hatte.

Die plagten mich sehr und hörten abrupt an dem Tag auf, als ich endlich meine Kündigung einreichte. So brachte mich das Leben dazu, alles, was mich bis dahin ausmachte, loszulassen, um Platz für Neues zu schaffen. Das Leben zeigte mir in diesen und ähnlichen Prozessen, Vertrauen zu haben und künftig auf meine tiefen inneren Impulse zu hören. Sie zeigten mir, dass das Leben es gut mit mir meint, mussten jedoch deutlicher und lauter werden, wenn ich aufhörte, ihnen zuzuhören. Krisen, so schwierig und aufreibend sie auch scheinen, sind manchmal das Beste, was uns passieren kann. Nicht umsonst hat das chinesische Schriftzeichen, das für das Wort »Krise« benutzt wird, gleichzeitig die Bedeutung »Chance«. Einige Schamanen drücken es ähnlich aus: »Jeder Mensch trägt eine tiefe Wunde in sich. Sie dient als Eintritts- und Austrittspforte des Göttlichen.«

In Japan werden zerbrochene Schalen und Vasen mit Gold gekittet und die Scherben so wieder verbunden. Das Gold symbolisiert den Bruch, den wir erlitten haben, und gleichzeitig die neue Ganzheit, die wir durch die Heilung dieses Bruches erlangen. Es steht für die Kostbarkeit der »Seelenmedizin«, die uns nicht nur vervollkommnet, sondern uns auch in die Lage versetzt, die Menschen, die mit uns in Resonanz treten, auf ihrem Weg zu begleiten.

Dieser ganze Prozess lehrte mich, dass unser Körper intensiver mit unserer Seele verbunden ist, als uns bewusst ist. Deshalb ist es wichtig, wieder zu lernen, unserem Körper und der dahinter wirkenden Intelligenz zu lauschen, und auf die inneren Impulse unseres Körpers zu achten. Um ein wirklich sinnerfülltes Leben zu führen, sollte unsere Persönlichkeit wieder mehr im Dienst unserer Seele stehen statt im Dienst unseres Egos.

Auf dem neu eingeschlagenen Weg des tiefen Vertrauens ins Leben wurden Kämpfen und Kampfkunst für mich immer unwichtiger. Ich lebte ja nicht in einer Umwelt, in der ich befürchten musste, jeden Tag körperlich angegriffen zu werden. Aber ich realisierte durch meine persönliche Erfahrung, dass die meisten Menschen ständig einen inneren Kampf austragen – gegen ihren Beruf, gegen ihre Partner, gegen Krankheit, gegen ihr Leben – und sich damit aufreiben. So war es für mich unumgänglich, Spiritualität und Alltagsrelevanz in die Kampfkunstebene zu integrieren. Und es wurde für mich auch immer wichtiger, von dem Begriff des Ki wegzukommen und einen Begriff zu finden, der meinem erweiterten Ansatz entsprach: KörperIntelligenz oder kurz K. I.

Spiritualität bedeutet Verbindung zur universellen Lebensenergie, zu der Kraft, die alles im Innersten zusammenhält.

Mit Spiritualität meine ich keineswegs irgendeine Form der Esoterik, sondern einfach eine klare, geerdete und einfache Rückanbindung an die universelle Energie des Lebens. Spiritualität ist der Zugang zu unserem menschlichen Dasein, der sich fast überall auf unserem Planeten finden lässt. Die Kogi, ein indigenes Volk in Kolumbien, sprechen zum Beispiel von »Zhigoneshi«, von »dem einen Gedanken«. Gemeint ist die universelle Kraft, die das Leben im Kern zusammenhält. Für die Daoisten ist es der Dao. Doch dazu später mehr. Und bei der K. I. geht es auch darum, nichts zu glauben, sondern alles durch Erfahrung zu überprüfen. Durch die K. I. kann man jedes spirituelle Prinzip sofort auf materieller Ebene umsetzen und zeigen, dass es erlebbar ist. Es geht dann nicht mehr um Projektionen im Energiefeld, sondern um eine tiefe echte Erfahrung. Das heißt auch, es geht nicht darum, irgendwelchen Konzepten, Perspektiven oder Vorstellungen zu folgen, sondern einfach darum, reale Erfahrungen zuzulassen. Es handelt sich in gewisser Weise also um »das Schlachten der heiligen Kühe«.

Der Begriff K. I. ergab sich durch meine Seminartätigkeit in den USA. Dorthin war ich eingeladen worden, auf einem Konvent meine

Arbeit vorzustellen. Und genau hier traf ich einen besonderen Körpertherapeuten. Dieser sprach immer von »the intelligence of the body«. Das hat für mich wie die Faust aufs Auge gepasst, und so ist dann der Begriff der KörperIntelligenz (mit großem I) entstanden. Das asiatische Qi oder Ki wurde somit zur K. I.

K. I. konnten und können interessanterweise alle Menschen, auch die aus der Kampfkunst, gut annehmen, da der Begriff nicht groß vorgeprägt ist. Gleichzeitig unterscheidet das große I ihn auch von den existierenden Körperintelligenz-Ansätzen aus dem Bereich Gesundheit, insbesondere von der »somatischen Intelligenz«. Diese bezieht sich vor allem auf die Fähigkeit des Verstandes, Wissen über den Körper zu erlangen und seine Signale entschlüsseln zu lernen. KörperIntelligenz hingegen deutet auf die dem Körper bereits innewohnende Weisheit hin, mit der wir alle geboren werden.

WAS IST KÖRPERINTELLIGENZ?

Wie eingangs erwähnt, kann man KörperIntelligenz nicht beschreiben, und es ist auch nicht zuträglich, wenn wir meinen, K. I. verstanden zu haben. Wir können uns aber einen Spaß daraus machen, uns dabei zu beobachten, wie wir glauben (!), K. I. zu begreifen.

KörperIntelligenz ist ein Prinzip, das immer dann auftritt, wenn es uns gelingt, Körper, Geist und Seele gleichzeitig und gleichwertig in Situationen wirksam werden zu lassen. Mit »Körper« ist dabei unsere Muskulatur und unser Bewegungsapparat gemeint. Mit »Seele« sind unsere psychisch-emotionalen Empfindungen und unsere kreativen Anteile angesprochen. Mit »Geist« meine ich unseren mentalen, intellektuellen Denker und Lenker in Form unseres kognitiven Verstandes. Wenn diese drei Anteile wieder gleichzeitig und gleichwertig aktiv werden, taucht eine ungeheure Leichtigkeit auf, und die

Dinge geschehen wie von selbst. Das sind dann die Tage, an denen wir einfach im »Flow« sind, an denen alles funktioniert und wir sogar noch mit schönen unerwarteten Momenten überrascht werden. Dieser Zustand hat nichts Passives, sondern ist der aktive, präsente Zustand, in dem wir alle geboren wurden. Durch die gleichwertige und gleichzeitige Präsenz aller Anteile entsteht in der KörperIntelligenz das unvoreingenommene, nicht wertende Da-Sein in jeder Situation. Das ist die Grundlage der Fähigkeit zu freiem und eindeutigem Handeln. Werten und bewerten ist so normal für uns geworden, dass wir nicht mehr spüren, wie uns das Bewerten von uns selbst und unserem Gegenüber abschneidet. In dem Moment, in dem wir werten, machen wir unser Gegenüber vom Subjekt zum Objekt. Auch wenn viele Worte sich an der Beschreibung dieses Zustands erschöpfen und ihn niemals ganz erfassen, spürt man ihn deutlich, sobald er eintritt. Dann ist alles im Fluss, jenseits des Denkens, im Hier und Jetzt. Das Gefühl von Leichtigkeit und die vollkommene Abwesenheit von Mustern und Projektionen charakterisieren die KörperIntelligenz.
Durch das Aufgeben fixer Geisteshaltungen und verfestigter Standpunkte und das Weglassen von unnötigen Bewertungen kommen wir in ein inneres Gleichgewicht von Körper, Geist und Seele. Dies bedeutet jedoch nicht nur Einklang mit uns selbst, sondern auch mit dem Fluss des Lebens. Es entsteht ein Kontakt zur Lebendigkeit, zur Energie des Lebens an sich. Mit Energie ist dabei nichts Mystisches oder irgendwie Übernatürliches gemeint. Es geht dabei einfach um die Kraft und Essenz dessen, was uns und alles andere Leben lebendig sein lässt.
Da es sich bei der K. I. um unseren natürlichen Grundzustand handelt, treten hier niemals Dinge auf, die sich gegen den Fluss des Lebens stellen. Alles, was aus der KörperIntelligenz heraus geschieht, ist im Fluss, und alles, was wir erleben, können wir einfach als das, was es ist, sehen und bewusst annehmen. Aus dieser Erfahrung heraus lassen sich Situationen auf eine Weise meistern, die von

außen nicht nachvollziehbar ist. Denn alles, was in Übereinstimmung mit den universalen Gesetzen des Lebens geschieht, vollzieht sich mit minimaler Anstrengung. Wir werden – wenn wir unserer KörperIntelligenz folgen – beweglicher, lernen, uns aus Situationen des Alltags zu lösen, die wir als unangenehm empfinden. Wir gelangen zu einer inneren Freiheit, aus der heraus wir uns dem Leben und der Aufrichtigkeit des Seins hingeben und so im Alltag spontaner und angemessen handeln können. Dazu benötigen wir keine Anstrengung, kein langwieriges Trainingsprogramm, keine zusätzliche Energie, keine Meditationen, kein Licht, keine Atemübungen, keine Initiation und keine Hilfe von außen. Alles, was wir brauchen, ist bereits in uns vorhanden. Es ist die Entspannung, das Nicht-Tun und Nicht-Wollen, das den Zauber unseres Menschseins offenbart.

KörperIntelligenz ist verbunden mit innerer Freiheit, angemessenem Handeln und körperlicher wie psychischer Stärke.

Durch diese Einfachheit entsteht eine Klarheit in unserem Handeln und eine innere und äußere Stabilität, die vorher für unseren Verstand kaum vorstellbar waren. Ohne jeden Leistungsdruck entsteht eine Leistungsfähigkeit, von der wir sonst nicht mal zu träumen wagen. Wir befinden uns dann in einem fließenden Zustand und nehmen eine dynamische Haltung dem Leben gegenüber ein. Dieses ganzheitliche Sein steht diametral dem entgegen, was wir sonst im Leben erzählt und beigebracht bekommen. Es ist in unserer modernen Welt sehr schwer geworden, die Erfahrung der Gleichzeitigkeit und Gleichwertigkeit von Körper, Geist und Seele zu machen. Wir lernen, uns in einem Anteil – meistens dem Verstand – zu fixieren und uns darin besonders anzustrengen. Dann wundern wir uns über das mangelhafte Ergebnis.

Erfahrungsbericht

Im Laufe eines K.I.-Seminars stellte sich bei mir eine besondere Leichtigkeit ein: Immer wieder erlebte ich, dass es zu keinem Erfolg kam, wenn ich etwas wollte oder mich anstrengte. Je mehr ich aber mit einer gewissen inneren Neutralität an etwas heranging, umso einfacher wollte es gelingen. Wenn man zum Beispiel von mehreren Menschen zu Boden gedrückt wird, kann man normalerweise nicht aufstehen, und wenn man sich noch so sehr anstrengt. Mit Kraft und Willen ist es nicht zu schaffen. Je weniger man sich aber um die drückende Last kümmert und je mehr man bei sich bleiben kann, umso einfacher kommt man hoch. Das ist wirklich erstaunlich.
Dieser Effekt ist auch noch nach den Seminaren zu spüren und überträgt sich automatisch auf den Alltag. So bemerke ich seitdem, wo ich zu viel Kraft oder Anstrengung aufwende, um ein bestimmtes Ergebnis zu erreichen, und dass ich mich dadurch blockiere. Manchmal wiederum erledige ich Dinge in einer Art Flow, wie mit links. Auch in Konflikten schaffe ich es immer besser, bei mir zu bleiben und »Angriffe« nicht mehr an mich heranzulassen. Es gelingt mir auch, die Angriffsenergie meines Gegenübers besser zu spiegeln, was bei ihm zu interessanten Reaktionen führt. Zudem ist es mir auch möglich, eine intensivere Verbindung zu meinen Mitmenschen herzustellen. Konflikte lösen sich schneller auf, und ich hänge auch nicht mehr so lange in Gedanken in diesen Situationen fest. Sogar uralte Traumata, die sich im Körper als Blockaden gespeichert hatten, lösten sich durch die K.I.-Seminare wie in nichts auf. Insgesamt bin ich mehr bei mir selbst und im Einklang mit der Natur und dem Universum.

Tim

Die meisten Menschen denken heute viel zu sehr über ihre Probleme nach und verlieren sich viel zu sehr in ihren Gefühlen. Und sie strengen sich viel zu sehr an. Das führt dazu, dass sie in jedem einzelnen Bereich versteifen und dann jeweils auch viel zu viel tun. Genau dieses »Zu-viel-Tun« führt dazu, dass die Energie blockiert wird und sie nicht das erreichen, was sie beabsichtigen. Doch das ist nicht alles, denn je mehr man sich anstrengt, desto anstrengender wird es. Anders ausgedrückt: Wer sich Mühe macht, der bekommt auch welche. Wir alle neigen dazu, zu viel zu machen. Die KörperIntelligenz bietet genau den gegenteiligen Weg an: wieder zu reduzieren, in jedem Bereich weniger zu machen, dafür aber wieder mit vereinten Anteilen zu handeln. Das ist das natürliche ökonomische Prinzip. Viele Unternehmen wollen effizienter und teilweise auch nachhaltiger werden. Doch weil sie es wollen und sich anstrengen, sind sie es nicht. Die Natur ist jedoch extrem effizient und ökonomisch, da die Energie sich immer den leichtesten Weg sucht und nicht aus einem Zustand des inneren Defizits heraus agiert.

Aus der Leichtigkeit heraus können wir unser Leben sinnvoll auf dieser Welt er-leben. Genau dieses sinnvolle und vor allem wesentliche Erleben wird meiner Erfahrung nach häufig durch das intellektuelle Wissen, das von außen in unsere Köpfe gestopft wird, zerstört oder verhindert. Wenn es gelingt, aus der KörperIntelligenz heraus zu agieren, tauchen zudem genau dieselben Phänomene auf, wie sie im asiatischen Ki oder Chi oder Qi beschrieben werden.

ZUGANG ZUR WEISHEIT DES KÖRPERS

»Der Körper erzählt immer die Wahrheit, der Verstand lügt wie gedruckt.« Der bereits erwähnte Körpertherapeut aus den USA hat diesen genialen Ausspruch geprägt, seine Arbeit und Erfahrung aus

über 40 Jahren Körpertherapie zusammenfassend. Man könnte also sagen, dass nicht nur Kinder und Betrunkene die Wahrheit sprechen, sondern eben auch der Körper. Daher sind er und seine Weisheit auch so ein wunderbarer Weg, sich auf die Energie und den Fluss des Lebens einzulassen. Der Verstand möchte Situationen um jeden Preis souverän meistern. Die K. I. hingegen erkennt sofort, was wirklich zu uns passt, sich gut anfühlt und uns guttut. Sie erkennt auch sofort, was nicht zu uns passt. KörperIntelligenz holt uns immer da ab, wo wir sind, und erkennt, was in unserem Leben ansteht, auch wenn unser Verstand es nicht immer als angenehm bewertet.
Die Frage ist nun natürlich, wie wir Zugang zur K. I. bekommen. Die Antwort lautet: über das Spüren und die Lenkung der Aufmerksamkeit. Das mag vielleicht etwas simpel erscheinen, ist jedoch in einer Kopfgesellschaft überhaupt nicht banal. Spüren, Spüren und noch mal Spüren ist der einfachste Zugang zur Gleichzeitigkeit und Gleichwertigkeit der Anteile Körper, Geist und Seele und damit der Weg in die KörperIntelligenz.

Gelingt es, den Aufwand oder Input auf ein angemessenes Maß zu reduzieren, führt das zu einem besseren Ergebnis oder Output.

Aus dem Wu-Wei, dem Nicht-Tun der Daoisten, ist für mich folgendes Mantra entstanden: nur das tun, was notwendig ist. Und eben nicht mehr. Aber auch nicht weniger. Das Prinzip dahinter lautet, wenn ich reduziere, sprich den Input verkleinere, dann vergrößert sich automatisch der Output. Dabei verwechseln wir jedoch oft In- und Output. Denn »notwendig« bedeutet erst mal, wieder in die Ganzheit zu kommen, dann entsteht der nötige Output von allein.
Nehmen wir an, du studierst an der Uni und bist gerade dabei, deine Abschlussarbeit zu schreiben. Dann geht es nicht darum, nur

das Minimum dafür zu tun. In diesem Fall würdest du einfach nur eine schlechte Note bekommen. Gehst du nach dem Wu-Wei-Prinzip vor, würdest du klar und einfach die notwendigen Punkte für ein bestimmtes Kapitel aufschreiben und sie einmal solide mit Literatur belegen. Es geht nicht darum, noch viele weitere Quellen zu suchen oder etwas überflüssig auszuschmücken, sondern darum, wirklich nur das zu tun, was es braucht. Dabei fällt Druck von uns ab, unser kreativer Raum bleibt offen, und wir geben mit viel weniger Aufwand (Input) eine viel bessere Arbeit ab (Output). Das klingt natürlich aufgrund unserer normalen (V)Erziehung zur Leistungsorientierung erst mal abwegig, und es braucht die Erfahrung, dass das Wu-Wei-Prinzip wahr ist, um es aus der Theorie zu holen. Erfahrungen machen wir aber nun einmal mit dem Körper. Es entsteht eine Art körperlicher Erfahrungsanker, der es uns dann jederzeit ermöglicht, wieder mit der KörperIntelligenz in Berührung zu kommen. Somit wechseln wir über und durch den Körper die Bewusstseinsebene. Mit der Zeit vollzieht sich dieser Wechsel immer leichter und schneller, und es ist möglich, jederzeit sofort in den Zustand rein- und wieder rauszuswitchen. Es ist also nicht vorgesehen, ständig in der KörperIntelligenz zu sein. Wir wachsen daran, dass es uns mal gelingt, in die K. I. zu kommen, und ein anderes Mal überhaupt nicht. Nur so lernen wir, erst mal wieder den Unterschied zwischen beiden Zuständen zu spüren. In besonders stressigen, angsteinflößenden oder anderweitig blockierten Situationen sind wir manchmal überhaupt nicht in der KörperIntelligenz, und dann öffnen wir uns mitten in der Situation, nehmen an, was ist, und erleben eine tiefe Heilerfahrung. Dabei ist essenziell, dass K. I. niemals einen Schutz vor den Unwägbarkeiten des Lebens darstellt. Im Gegenteil, sie bringt uns mit dem Leben in einen tiefen Kontakt.

Eine der genialsten Persönlichkeiten unseres Kulturkreises, Leonardo da Vinci, wird folgender Ausspruch zugeschrieben: »Einfachheit ist die höchste Stufe der Vollendung.« Es geht also erstens darum, die Dinge wieder einfach zu machen (Betonung auf einfach) und zweitens auch Dinge einfach wieder zu machen (Betonung auf machen). Das steht auch im Gegensatz zu einem der Lehrsätze meiner Jugend, der lautete: »Wenn du das machen willst, dann denk vorher noch mal ausgiebig drüber nach.« Mir ist irgendwann aufgefallen, wie viele Erlebnisse und Erfahrungen ich mir im Leben verwehrt habe, weil ich vorher zu viel über etwas nachgedacht habe, statt es »einfach« zu verwirklichen. Zum Spüren der KörperIntelligenz ist es von größtem Vorteil, Erfahrungen zu machen und sie erst hinterher in Worte zu kleiden. Und Erfahrungen können wir im Seminar, aber auch jederzeit in unserem Alltag machen.

DIE SACHE MIT DEM SPÜREN

Damit wären wir wieder beim Spüren angelangt. Doch was genau ist eigentlich Spüren? Und wenn ich Spüren als Zugang zur KörperIntelligenz brauche, wie bekomme ich dann einen Zugang zum Spüren? Spüren ist ein Ergebnis des Bewohnens des eigenen Körpers, der Anwesenheit im Körper. Denn unser Körper ist nicht nur unser Zuhause, sondern auch das Wahrnehmungsinstrument. Spüren und inneres Wahrnehmen sind angeborene Fähigkeiten und von daher etwas ganz Einfaches und Natürliches. Aufgrund unserer oft sehr unnatürlichen Art und Weise zu leben sind wir jedoch von diesen Fähigkeiten getrennt, wir benutzen sie nicht, und alles, was nicht genutzt wird, zieht sich zurück und verkümmert.

Neben Sehen, Hören, Schmecken, Riechen haben wir auch noch das Spüren. Letzteres meint einerseits das Empfinden von Druck, Hitze, Kälte, Textur oder Ähnlichem. Dies gehört natürlich gleichermaßen zur K.I., doch beinhaltet hier der Begriff »Spüren« noch mehr. Es geht um eine Form von Kontakt: zu mir selbst, zu einem Gegenüber, zu einer Berührung und letztendlich einfach zu dem, was ist. Das Spüren unseres eigenen Körpers und seiner Weisheit geht nicht, ohne dabei in einen tiefen Kontakt mit uns selbst zu treten. Doch fällt uns das oft schwer. Das liegt daran, dass Spüren etwas mit Zulassen zu tun hat, damit, sich auf diesen Kontakt einzulassen und sich dafür zu öffnen. Spüren kommt oft unerwartet und lässt sich nicht kontrollieren. Spüren im Sinne der K. I. bedeutet außerdem, dass wir alles spüren: uns selbst, unseren Körper, aber auch Schmerzen und von uns negativ bewertete Emotionen und Gefühle ... Selektives Spüren gibt es in der K. I. nicht. Das Unkontrollierbare und Umfassende macht es vielen schwer, sich auf das Spüren einzulassen – weshalb die Aufforderung, doch einfach mal zu spüren oder das Spüren zuzulassen, wenig hilfreich ist. Es gibt zwei Arten des Nicht-Spürens: Wir spüren, dass wir nicht spüren, oder wir spüren nicht einmal, dass wir uns nicht spüren. Im ersten Fall können wir langsam unsere Aufmerksamkeit auf einen bestimmten Bereich – auf unseren Körper oder auch eine Situation oder ein Gegenüber – lenken, und wir werden langsam immer mehr spüren, wie Präsenz unsere sonst tauben Flecken und Bereiche durchflutet. Jeder von uns kommt immer wieder einmal an den Punkt, an dem er sich nicht mehr spürt: zu viel Hektik, zu viel Stress ... Die Herausforderung besteht darin, solche Momente, Situationen und Zustände wahrzunehmen und die Reise nach innen anzutreten. Den Weg, der dich zu dir zurückbringt, kennst du in diesem Fall bereits. Im zweiten Fall fangen wir erst einmal an, uns zu fragen: Was wären gerade die geeigneten Wege oder Zugänge zu mir selbst, um bei mir zu Hause in meinem Körper wieder anzukommen? Was würde ich gerade brauchen, um wieder in Kontakt mit mir zu treten? Eine Wanderung? Einen Tag im Sessel mit Buch, ohne Handy und Computer? Oder vielleicht zu lebendiger Musik eine halbe Stunde zu tanzen? Hier sollte unbedingt unser Körper ins Zentrum unserer Aufmerksamkeit rücken, sodass wir die Möglichkeit haben, unser Gewahrsein zu ihm zurückzubringen. Der Rest passiert dann wie von selbst.

Viele Menschen sind heute sehr weit von sich abgeschnitten und spüren nicht mehr, dass sie sich nicht mehr spüren. Dieser Zustand einer gewissen Taubheit beziehungsweise Abgestumpftheit ist zu ihrer Normalität geworden. Sie leben schon viel zu lange in einer Weise, die ihnen nicht erlaubt, die eigenen Bedürfnisse wahrzunehmen und Gefühle, die das Leben begleiten, zuzulassen. Sie leben mehr außen als innen, was sie mit der Zeit abstumpft und auf einen ganz kleinen Teil ihres Selbst reduziert. Wollen sie sich dann wieder auf das Spüren einlassen, denken sie oft nur, dass sie spüren. Sie sind dann immer noch im Verstand und nicht im Körper – auch wenn ihr Geist ihnen das vorgaukelt. Damit befinden sie sich nun in einer echten Zwickmühle, da sie aus der Perspektive des Verstandes den Unterschied zwischen Spüren und Nicht-Spüren gar nicht feststellen beziehungsweise erfahren können. Somit ist nichts gewonnen, und sie bleiben letztlich im Ausgangspunkt stecken: Sie spüren nicht.

IN KONTAKT MIT SICH SELBST KOMMEN

Der Ausweg aus der Zwickmühle ist einfach: Spüren ist eine Funktion des Körpers, nicht des Verstandes, und durch Spüren entsteht ja immer Kontakt. Wenn wir also mit dem Kontakt beginnen, kommen wir auch wieder ins Spüren. Physischer Kontakt mit unserem Körper ist der einfachste und schnellste Weg dahin. Du kannst einfach deine Hände auf deinen Körper legen und dann sowohl von deinen Handflächen aus als auch vom Körper aus – zum Beispiel von deinem unteren Bauch – spüren, wie sich der Kontakt mit dir selbst anfühlt. Vielleicht bemerkst du Temperaturveränderungen, Anspannung oder Entspannung oder gar ein Kribbeln. Je mehr du deine Aufmerksamkeit auf die Berührung lenkst, desto mehr kommst du in den Zustand des Spürens.

Eine weitere wichtige Sache hier ist, gut auf deine Bedürfnisse zu achten. Wenn du ständig über die eigenen Bedürfnisse hinwegsiehst und über deine Grenzen hinausgehst, dann stumpfst du, wie schon gesagt, ab. Du läufst Gefahr, jahrelang in einem Hamsterrad die von außen an dich gestellten Anforderungen zu erfüllen und mehr zu funktionieren als zu leben. In unserer Verstandesgesellschaft braucht es deshalb manchmal einen Anstupser, um wieder Zugang zum Spüren, zu dieser unserer natürlichen Grundfähigkeit zu erlangen. Spüren kann jede und jeder und sich deshalb auch wieder mit dieser wunderbaren Art, die Welt zu erfahren, verbinden, wenn sie verloren gegangen ist. So gesehen ist das Spüren weniger Übung als Lebensstil oder Lebensart. Eine Art des Lebens, die den Kontakt zu dir selbst unterstützt und pflegt. Wir sind als Fühlwesen geboren worden, jedoch als Denkwesen gestrandet. Und es ist der achtsame – auf sich selbst achtende – Lebensstil, der uns zu dem, was wir eigentlich sind, wieder zurückbringen kann. Und wenn es uns schließlich gelungen ist, wieder bei uns anzukommen, merken wir das an einem Zustand der Lebendigkeit, Zufriedenheit und einer gewissen Intimität mit uns selbst. Wir sind uns selbst oder unserem Wesen wieder ein Stück näher. Das ist der Punkt, an dem unser Körper wieder zu einem Wahrnehmungsinstrument geworden ist und uns die wichtigen Botschaften für unser Leben übermittelt, die uns künftig leiten.

KÖRPERINTELLIGENZ IM ALLTAG

Eine Frage, die ich immer wieder gestellt bekomme, ist, wie man denn die K. I. nun in den Alltag übertragen solle. Das Prinzip der K. I. ist universell und somit schon immer da. Es ist in der Vergangenheit fast nur in der Kampfkunst angewendet worden, und der Zugang geschieht am leichtesten durch körperliche Erfahrungen. Nur gestalten wir unseren Alltag, wie beschrieben, vor allem durch unseren Verstand, sodass eine Verbindung schwierig scheint. Doch haben wir ja unseren Körper immer dabei! Egal wo wir sind, wir sind als lebende Wesen inklusive Körper und Energiefeld dort. Auch Emotionen spüren wir im Körper, Stress und Anstrengung ebenso. Wie beschrieben, empfinden wir uns aber oft nicht als Ganzheit, sind die Anteile Körper, Geist und Seele häufig nicht integriert. Dann könnte es an der Zeit sein, uns bewusst wieder der K. I. zuzuwenden und uns daran zu erinnern: Wir bringen uns – unseren Körper, unseren Geist und unsere Seele – immer mit, wir haben uns in jeder Situation ganz dabei, gleich worum es geht.

KörperIntelligenz ist, das möchte ich hier noch einmal betonen, keine Technik, die man erlernt und dann anwendet. KörperIntelligenz heißt, ich BIN so in der Situation, und nicht, ich tue so in der Situation. Die Frage, ob man K. I. in den Alltag übertragen kann, entspringt dem Verstand, der nach einem Knopf sucht, den er drücken kann, um sich aus jeder Situation vermeintlich befreien zu können. Das ist aber nicht Leben. Leben heißt, vollständig an einer Situation teilzunehmen, als gesamtes Wesen darin zu sein, alles als Erfahrung anzunehmen und trotzdem leicht durch die Situation hindurchzugehen. Das heißt, immer wenn wir eine K. I.-Erfahrung machen, geschieht auch etwas in unserem Bewusstsein. In Alltagssituationen – gewohnten wie neuen – ist diese Erfahrung als kleiner Teil eines neuen Bewusstseins mit dabei und wirkt. KörperIntelligenz überträgt sich also von selbst in den Alltag. Irgendwann stellen wir fest, dass in ganz banalen Situationen auf einmal irgendetwas anders läuft als vorher. Manchmal wird uns erst hinterher klar, dass unsere KörperIntelligenz in der Situation gewirkt hat. Diese Momente werden immer mehr. Da wir alle unterschiedliche Wesen sind, ändert sich bei manchen der Alltag schnell und radikal. Bei anderen braucht es etwas mehr Zeit. Aber es entsteht immer Bewegung. Wenn wir uns auf diese Bewegung einlassen, können wir uns wieder ganz beruhigt zurücklehnen, entspannen und genießen.

Impuls

Diese Übung und die Übungen auf den Seiten 79 und 100 dienen dazu, sich zu zentrieren und so Präsenz im Alltag zu finden. Beginnen wir mit der körperlichen Zentrierung:

- Stell dich aufrecht hin, die Füße schulterbreit und parallel ausgerichtet. Geh dann mit geradem Oberkörper so weit wie möglich in die Knie. Wichtig ist dabei, dass der Oberkörper aufrecht bleibt. Sobald er anfängt, sich nach vorne zu beugen, um zu kompensieren, beugst du die Knie nicht noch weiter.
- In dieser Stellung rollst du nun das Becken nach vorne, das heißt, dein Steißbein bewegt sich nach vorne.
- Nun streckst du die Knie wieder. Du wirst bemerken, dass sie sich in dieser Haltung nicht ganz durchstrecken lassen. Oben angekommen, drückst du die Knie minimal nach außen. Bei eingerolltem Becken und locker gestreckten, leicht auswärts gedrehten Knien bleibt die Energie offen.
- Im nächsten Schritt ziehst du die Schultern hoch bis an die Ohren. An dieser höchsten Stelle bewegst du sie nach hinten, bis deine Schulterblätter sich berühren. Achte darauf, dass sie bei der Rückwärtsbewegung auf Ohrenhöhe bleiben. Hinten angekommen, nimmst du die Schultern nach unten, wobei sich die Schulterblätter weiter berühren. An der tiefsten Stelle lässt du die Schultern ganz leicht nach vorne rollen. So entsteht eine Öffnung hinten.
- Wenn nun die Arme locker aushängen, kannst du spüren, wie sich in der Brust Wärme ansammelt. Das liegt daran, dass die Energie hier wieder richtig fließt. Schau nun nach vorne ganz leicht über den Horizont. So ist der Körper für einen freien Energiefluss bestmöglich ausgerichtet.
- Versuch, diese Haltung beizubehalten. Du kannst die Übung aber auch erst noch mehrmals wiederholen.

PRÄSENZ AUS DER MITTE HERAUS

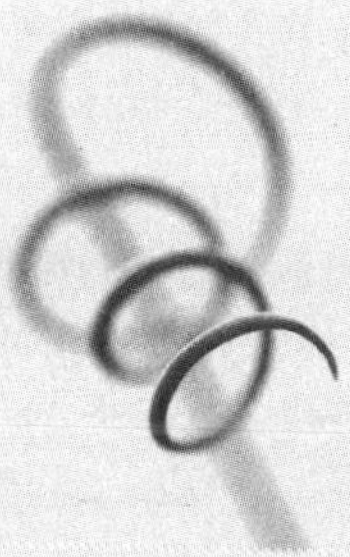

In der physischen Grundspannung sind Körper, Geist und Seele gleichwertig vereint und Flowerlebnisse möglich.

ENTSPANNT ODER ERSCHLAFFT?

»Lehnen Sie sich zurück, lassen Sie Ihren Alltag hinter sich und entspannen Sie«, steht auf einer großen Plakatwerbung für Wohnzimmersessel. Entspannung wird als das große Gegenstück zum Leistungsdruck unseres geschäftigen Alltags dargestellt. Wir würden uns alle nicht mehr richtig entspannen, und sogar einige chronische Krankheiten sollen davon herrühren. Immer mehr Bücher über Einschlaftechniken oder den entspannenden Vagusnerv stapeln sich in den Buchhandlungen.

Auch im Kampfsport wird immer wieder darüber gesprochen, wie wichtig Entspannung sei. Meinem Mantra – »Glaube nichts, was du nicht selbst überprüft hast« – folgend, bin ich dieser Aussage nachgegangen und zu einem für mich etwas anderen Ergebnis gekommen: Wir wissen gar nicht mehr, was Entspannung eigentlich ist, und verwechseln sie mit Erschlaffung. Das, was wir für Entspannung halten, ist einfach nur das Gegenteil des starkstromgleichen Stressvolumens unseres sonstigen Lebens. Diese Spannung wiederum ist eine extreme Überspannung und hat mit dem, was Spannung eigentlich beschreibt, nur wenig zu tun. Deshalb brauchen wir scheinbar ein ausgleichendes Gegenteil in Form von Erschlaffung.

Der inzwischen immer kritischer betrachtete Ausdruck »Work-Life-Balance« (Balance zwischen Arbeit und Leben) deutet auf die beiden beschriebenen Extreme hin. Er motiviert förmlich zu einem erschlafften Leben, das uns vermeintlich guttut und das als Ausgleich zur Überspannung während der Arbeit unabdingbar wäre. Doch diese Herangehensweise an Stress bedeutet, dass wir permanent zwischen zwei weit auseinanderliegenden Punkten hin und her jagen. Schnell wird offensichtlich, dass Stabilität und konstanter Energiefluss so nicht erreicht werden. Vielmehr befinden wir uns in einem Teufelskreis, den wir auf einem schwingenden Drahtseil balancierend durchlaufen.

In Phasen der Erschlaffung hängen wir wie ein Schluck Wasser auf der Couch – weit entfernt von einem Zustand optimaler Leistungsfähigkeit, hoher Stabilität sowie von Klarheit und Eindeutigkeit im Handeln. Doch es sind genau diese Eigenschaften, die in den bereits erwähnten alten Texten mit Entspannung assoziiert werden. Man wusste damals, dass nicht nur Überspannung den Fluss von Energie blockiert, sondern bei Erschlaffung, sprich Unterspannung, genau dasselbe passiert. Wie lautet also die Lösung?

Hier hilft der physiologische Begriff »Grundtonus« weiter. Diese optimale Grundspannung liegt in der Mitte zwischen den beiden Polen Unter- und Übertonus. Im Untertonus sind wir körperlich, geistig und energetisch so stark erschlafft, dass uns fast gar keine Energie mehr zur Verfügung steht. Wir sind so auch überhaupt nicht präsent. Im Übertonus dagegen ist die Spannung so hoch, dass es zu Verspannungen kommt und die Energie blockiert. Häufig ist dann die Schulter-, Nacken- und Rückenmuskulatur verkrampft. Auch ein Gefühl von innerer Anspannung tritt bei anhaltendem Übertonus (also Stress) auf, oft verbunden mit dem Eindruck, dass verschiedene Aspekte in uns gegeneinander kampfen. Dieser innere Kampf vermindert ebenfalls die Präsenz.

DAS PRINZIP DER MITTE

Wenn wir uns aus der KörperIntelligenz bewegen, handeln wir immer in unserer Grundspannung, sozusagen aus der Mitte heraus. Andersherum ist diese Grundspannung ein wichtiger Zugang zur KörperIntelligenz und somit zur fließenden Energie. Um das »Prinzip der Mitte« leichter zu erfahren, kann es helfen, Dualität und Polarität zu unterscheiden. Dualität meint in unserem Fall die sich gegenseitig ausschließenden Pole der Über- beziehungsweise Unterspannung. Es gibt immer nur entweder das eine oder das andere.

Polarität heißt, dass sich Spannung und Entspannung gegenseitig ergänzen zu einer gesunden Mitte und damit Grundspannung.
Dualität ist ein Bewertungssystem – Spannung schlecht, Entspannung gut –, in der Polarität dagegen ist beides gleich-gültig. Beim Atmen sind Einatmen und Ausatmen gleich wichtig, und eine stärkere Betonung des einen würde langfristig in ein Ungleichgewicht führen. Dualität beziehungsweise Bewertung sind mit Stress verknüpft, weil wir das eine ablehnen, das andere gerne hätten. Da es aber ganz natürlich ist, dass unsere Befindlichkeits- und Energiezustände (leicht) schwanken, kann ich sie als gleichwertig akzeptieren und aus dieser Polarität heraus immer wieder in die Mitte kommen.
Dein innerer Kritiker mag nun vielleicht anmerken, dass es vermutlich sehr lange dauert, bis wir so einen polaren Zustand erreichen. Wir haben das In-der-Mitte-Sein ja nie geübt. Das müssen wir allerdings auch nicht, denn wir sind ja mit der Grundspannung auf die Welt gekommen. Wir haben es nur verlernt.
Umgekehrt: Je mehr Erfahrungen wir machen, die uns den Grundtonus wieder spüren lassen, desto selbstverständlicher wird er wieder. Diese optimale Grundspannung ist die körperliche Ausprägung beziehungsweise der körperliche Ausdruck der Gleichzeitigkeit und Gleichwertigkeit von Körper, Geist und Seele. Das bedeutet, dass es sich hierbei um einen Seinszustand handelt und nicht um eine bestimmte Technik oder Methode. Du wirst noch Positionen kennenlernen, die dich in diese natürliche Grundspannung versetzen. Allerdings geht es dabei nur darum, eine Referenzerfahrung für den inneren Zustand, der dabei entsteht, zu schaffen. Stumpf irgendwelche Körperübungen zu machen bliebe wirkungslos, denn Gleichzeitigkeit und Gleichwertigkeit sind ein inneres Befinden. Eine Technik würde das Spüren innerer Zustände sogar umgehen und ist daher dann auch nur für den spezifischen Kontext anwendbar, für den sie geschaffen wurde. KörperIntelligenz hingegen wirkt immer, da sie direkt an dem, was uns im Kern ausmacht, ansetzt.

DIE GITARRENSAITE STIMMEN

Ich habe auch Musik studiert. Mein Hauptinstrument war die Gitarre. Damals war in fast jedem Haushalt irgendwo im Keller oder auf dem Dachboden eine Gitarre vergraben. Wenn ich irgendwo zu Besuch war, haben meine Gastgeber sie hervorgeholt, mir in die Hand gedrückt und mich erwartungsvoll angeschaut. Fast immer waren diese Instrumente ganz fürchterlich verstimmt, weil sie das ganze Jahr über nicht benutzt wurden. Waren sie im kalten Keller vergraben, gaben sie viel zu hohe Töne von sich, wohingegen die Gitarren aus warmen, sommerlichen Dachböden eher wie ein Bass klangen. Wenn man ein Saiteninstrument, das völlig verstimmt ist, neu stimmt, hält es die Töne meist nur sehr kurz. Wenn ich jedoch von einem Pol (tiefe schlaffe oder hohe stark gespannte Saite) erst einmal in den Gegenpol gehe und dann in die richtige Spannung, halten die Saiten den gestimmten Ton wundersamerweise. Dahinter liegt ein physikalisches und energetisches Prinzip: Die Mitte bleibt dann stabil, wenn ich mindestens einmal beide Polaritäten erlebt, durchlebt und zugelassen habe.

Nun kommt der zweite Aspekt zum Tragen. Wenn ich eine Gitarre regelmäßig spiele und gut pflege, ist es viel leichter, mit nur kleinen Regulierungen jederzeit wieder in die Mitte im Sinne der richtigen Stimmung zu gelangen. Sie ist dann eigentlich immer in der Mitte. Es geht dann nur darum, kleine Schwankungen auszugleichen. Es entsteht eine stabile Präsenz. Bei uns Menschen greift das gleiche Prinzip. Je öfter wir uns im Zustand der optimalen Grundspannung spüren, desto weniger leicht oder weit fallen wir aus der Mitte.

Der Grundtonus ist nicht nur sinnvoll in akut herausfordernden Situationen, sondern vielmehr ein tief wirkender Anker, der wie von selbst Unregelmäßigkeiten und Schwankungen ausgleicht.

DIE KRAFTPOSITION

Über die Jahre hinweg habe ich eine Körperposition gefunden, die dabei behilflich sein kann, in den Grundtonus zurückzufinden. Ich habe sie »Kraftposition« genannt – nicht weil sie viel Kraft braucht, sondern weil sie uns in unsere Kraft führt. Kraft ist dabei das Gegenteil von Macht. »Macht sucht, wer Ohnmacht spürt«, lautet ein treffender Satz. Das bedeutet: Wir suchen Macht nur, wenn wir nicht mit uns und unserem Körper verbunden sind. Wenn wir allerdings in unserer Kraft sind, arbeitet die Energie natürlich und neutral für uns, und wir haben keinerlei Interesse an Macht.

Die Kraftposition ist schnell beschrieben: Man legt sich auf den Rücken und stellt die Beine auf, wobei die Füße hüftbreit in lockerem Abstand zum Gesäß stehen. Die Hände werden hinter dem Kopf verschränkt und der Kopf auf den Händen abgelegt. Dabei ist auf physischer Ebene essenziell, dass die Wirbelsäule gerade ist. Eine begradigte Wirbelsäule ist die beste Voraussetzung für fließende Energie, da Kopf, Rumpf und Beine wieder miteinander in Verbindung stehen. In Asien sagt man, dass nur so das Ki frei fließen kann. Häufig wird allerdings empfohlen, sich zur Entspannung flach auf den Rücken zu legen. Was dann aber tatsächlich geschieht, ist eher eine Erschlaffung der Muskulatur, im Gegensatz zu einer optimalen (Ent-)Spannung. Und diese Position verstärkt die Trennung zwischen den drei Teilen Kopf, Rumpf und Becken/Beine noch, was bei etlichen Menschen zu Rückenschmerzen führen kann. Der Energiefluss wird dadurch behindert, dass die Wirbelsäule in dieser Lage gebogen ist und ein eventuell vorhandenes Hohlkreuz noch verstärkt wird. Ein gleichmäßiger Energiefluss durch den gesamten Körper erfordert nach vielen asiatischen Auffassungen aber einen geraden Rücken. Dieser lässt sich durch die Kraftposition herstellen. Am besten, du probierst es anhand der folgenden Anleitung selbst aus.

Impuls

In der Kraftposition werden alle Teile des Körpers energetisch miteinander verbunden. Es kommt zu einem einheitlichen Energiefluss im Gesamtsystem und damit zu einer hohen Präsenz. Führe die Schritte mit offenen Augen aus.

- Leg dich zuerst flach auf den Rücken, auf eine nicht zu weiche Unterlage, zum Beispiel auf eine Yogamatte. In dieser Position wird die S-Form der Wirbelsäule verstärkt, und der Kopf ist leicht nach hinten abgeknickt. Spür einfach in dich hinein, was und wie du dich selbst dabei wahrnimmst. Falls du mit Partner arbeitest, der dir zuschaut und Feedback gibt, werdet ihr beide feststellen, dass in dieser Position der Atemraum eingeschränkt ist und die Atmung sich nur in Bauch oder Brust abspielt.
- Für den nächsten Schritt kannst du ein Kissen oder eine Decke benutzen. Idealerweise nehmen wir aber, was uns unser Körper zur Verfügung stellt. Leg also deine Hände übereinander und unter den Hinterkopf. Dabei überlappen sich deine Handflächen so weit, dass Kopf und Halswirbelsäule in direkter gerader Verlängerung zum Oberkörper zu liegen kommen. (Falls du Kissen oder Decke verwendest, achte unbedingt darauf, dass der Kopf nicht zu hoch und nach vorne geneigt liegt. Wichtig ist die absolut gerade Verlängerung.) Damit hast du Rumpf und Kopf miteinander verbunden, und wenn du jetzt wieder in dich hineinspürst, wirst du unter anderem wahrnehmen, wie sich dein Atemraum nach oben erweitert. Ein Partner wird dir vermutlich berichten, dass der Atem sich auch mehr nach unten ausweitet, dass deine Gesichtszüge entspannter wirken und dass du jetzt oben viel präsenter wirkst als vorher. Weiter unten im Körper verliert sich die Präsenz aber wieder.

- Nun ziehst du deine Knie an und stellst die Füße hüftbreit nebeneinander. Nach dieser Veränderung wirst du feststellen, dass du jetzt auch energetisch Zugang zu deinem Becken hast. Es hat sich geöffnet, und dein Atemraum hat sich ganz nach unten ausgeweitet. Spür wieder in dich hinein und nimm die Unterschiede zu vorhin wahr.
- Die Unterschiede können dir noch stärker bewusst werden, wenn du dich noch einmal in die ganz flache Position begibst und anschließend wieder die Endposition einnimmst. Ein Gegenüber wird dann deutlich feststellen können, wie in der flachen Rückenlage deine Persönlichkeit mehr oder weniger verschwindet und wie sich in der Endposition die Präsenz sofort wieder aufbaut. Und du wirst in dir deutliche Unterschiede spüren, je nachdem, ob du mit energetisch getrennten Anteilen oder als Einheit liegst.

Der Energiefluss zwischen Kopf und Rumpf kommt bei der Kraftposition dadurch zustande, dass sich die Halsverschlussklappe (das ist das, was du beim Schlucken spürst und betätigst) in dieser Position öffnet und den Zugang zur Kopfregion erlaubt. In China sagt man dazu, dass das Atem-Ki (die Energie) sich nun bis nach ganz oben ausbreitet. Durch die aufgestellten Knie und die dadurch veränderte Position des Beckens kann die Energie nun auch in die Beine strömen.
Grundspannung und Energiefluss spüren wir aber nicht nur in uns selbst, sondern auch in der Verbindung zum Außen. Würdest du dich zum Beispiel als Seminarteilnehmer in die Mitte des Kreises legen, sind alle Blicke auf dich gerichtet. Genau hier könntest du die sehr starke Wirksamkeit der Kraftposition und den Unterschied zwischen Grundtonus und Untertonus wahrnehmen. Im Untertonus spüren wir nämlich all die Blicke, Gefühle und Bewertungen in Bezug auf uns in unserem Körpersystem. Wir können auch spüren, wie

sie uns schwächen und wie wir sie, ob wir es wollen oder nicht, verarbeiten müssen. In dem Moment allerdings, in dem wir uns in die Kraftposition begeben, sind wir stabil, autark und können von außen kaum noch beeinflusst werden – weil wir jetzt den Raum, der vorher durch die Blicke, Meinungen und Wertungen besetzt war, vollständig mit uns selbst ausfüllen. Wir liegen dann in der Mitte und fühlen uns einfach wohl mit uns selbst und dem, was ist.

Die Kraftposition ist eine Art Schnellzugang zum Grundtonus: Unser Körper kommt in die optimale (Ent-)Spannung, und gleichzeitig kommt die Energie ins Fließen. Wir sind sowohl entspannt als auch energetisch aufgeladen. Der Effekt zeigt sich nach spätestens zwei Wochen, wenn du die Übung täglich fünf Minuten lang ausführst. Ideal ist diese Position zum Beispiel auch morgens kurz vor dem Aufstehen, vor allem, wenn es schwerfällt, aus den Federn zu kommen. Wer dagegen am Abend schlecht runterfahren kann und Einschlafschwierigkeiten hat, kann ebenfalls in die Kraftposition gehen; diesmal allerdings mit geschlossenen Augen. So entsteht ein leichter Untertonus, und der Körper bereitet sich auf den Schlaf vor. Das Gedankenkarussell fährt dann ruhiger, und die gestaute Energie beginnt nach unten abzufließen. Diese Effekte sorgen dafür, dass sich die Einschlafschwierigkeiten nach ein bis zwei Wochen verflüchtigen.

Die Kraftposition bringt uns in einen Zustand, in dem unser Energiesystem wieder autark wird. Wir können dann selbst bestimmen, was von außen eindringt, da sich unsere Präsenz optimal ausdehnt. Dabei wird in Stresssituationen nicht nur der Körper stabiler, sondern unsere Emotionen werden ebenfalls ruhiger, und unsere Gedanken lassen von allerlei kreisenden Fixierungen ab. Es fällt uns viel leichter, bei uns zu bleiben, und die Dinge, die von außen auf uns einströmen, beeinflussen uns nicht mehr so sehr.

Natürlich ist es mäßig praktikabel, sich während eines stressigen Meetings auf den Besprechungstisch zu legen und in die Kraftposition zu gehen. Jedoch ist es vielleicht in der Mittagspause im Neben raum oder sonst einfach regelmäßig zu Hause möglich. Letztendlich geht es ja um die innere Präsenz des Grundtonus, der dann nach einigen Erfahrungen auch in jeder anderen Körperhaltung entstehen kann. Mit der Zeit, wenn wir genügend Erinnerung an den Grundtonus in uns geweckt haben, brauchen wir auch keine äußere Position mehr, sondern können den inneren Schalter über unsere Empfindung umlegen. Dazu später mehr (Seite 139 bis 152).

STABILITÄT UND PRÄSENZ

Zurück zum Training mit meinem ersten Kampfkunstmeister. Während ich eine Weile am Rand der Matte saß und seinen Schülern bei ihren Übungen zusah, erholte ich mich langsam wieder. Nach dem Training ging ich zu dem Meister und fragte ihn, ob er bereit wäre, mich als Schüler aufzunehmen. Entgegen aller vorherigen Vermutungen meines Umfeldes stimmte er umgehend zu.

Ich habe dann einige Jahre an seiner Seite verbracht. Die ersten zwei Jahre voll von Training, Lehrgängen und Übungseinheiten waren ausschließlich Frust und wieder Frust. Ich ging dorthin, weil ich diese unglaubliche Fähigkeit, »werfen, ohne anzufassen« lernen wollte. Aber jeder durchschnittliche Schüler von ihm konnte mit mir machen, was er wollte, wenn ich angriff. Wenn sie mich angegriffen hatten, standen sie bei meinen Abwehrbemühungen wie Stein. Trotz meiner jahrelangen Kampfkunsterfahrung konnte ich nichts ausrichten.

Wieder einmal war ich fast 200 Kilometer zu einem Lehrgang gefahren. Wir hatten uns umgezogen und saßen auf der Matte. Der Meister verkündete: »Heute machen wir Aikido.« Mein Herz sprang in die Höhe. Ich liebte Aikido und hatte zu dem Zeitpunkt schon einen hohen Meistergrad. Ich dachte, »mein« Training sei gekommen und nun könnte ich den anderen endlich zeigen, wie alles funktioniert. Der Meister gab mir dann für die nächsten zwei Stunden seinen Hauptschüler. Den fragte ich, ob er schon einmal Aikido gemacht hätte, und er antwortete: »Nein, noch nie!« Ich freute mich umso mehr, weil ich mich endlich beweisen konnte, und fing an mit den Übungen. Doch als er mich angriff, zeigte keine meiner lang geübten Techniken irgendeine Wirkung, geschweige denn, dass ich ihn überhaupt bewegen konnte. Als hingegen ich ihn angriff, stand er sehr ruhig und beachtete mich nicht einmal groß. Seine Arme hingen entspannt runter, und er stand einfach nur offen und präsent da. Seine Stabilität hatte nichts Angespanntes oder Verkrampftes an sich. Trotzdem fand ich mich blitzschnell auf dem Boden wieder. Ich verstand die Welt nicht mehr und wurde immer frustrierter und frustrierter. Obwohl er noch nie Aikido gemacht hatte, zeigte er mir, was es eigentlich sein sollte, und das trotz meines Meistergrades. Auf dem Weg nach Hause fing ich an, mir ernsthaft Gedanken zu machen, warum ich mir das alles eigentlich antat …

SICH ÖFFNEN FÜR UND DURCH K. I.

KörperIntelligenz ist ein Zustand aktiver, offener Präsenz. Präsenz wird von mir dabei definiert als vollkommene Anwesenheit im gesamten Körper und im Energiefeld. Wir bewohnen unser System wieder vollständig und sind ganz darin zu Hause. Damals beim Training verstand ich nicht, wie jemand, ohne sich zu schützen, so stabil sein kann. Erst später habe ich es immer wieder als meine Wahrheit erfahren, dass ich mich nicht verschließen, sondern öffnen muss, um meinen eigenen Raum auszufüllen und präsent und stabil zu sein. Je mehr ich mich öffne, umso präsenter bin ich, umso stabiler werde ich und umso geschützter bin ich. Ich muss dazu sagen, dass ich das Wort »Schutz« als nicht besonders hilfreich empfinde, da es viel zu oft mit Verschließen assoziiert wird. Die präsente Stabilität in einer

Situation und der Schutz entstehen jedoch durch das Öffnen, nicht durch das Verschließen. In meinen Seminaren sage ich: »Je offener und verletzlicher ich mich zeigen kann, desto unangreifbarer werde ich.« Doch nochmals: Dieser Offenheit muss die Anbindung an das eigene System, an den Körper zugrunde liegen.

»Augen zu und durch« lautet ein Sprichwort. Das gerade beschriebene Öffnen bezieht sich jedoch auch auf die Augen. Die Aufmerksamkeit – im Gegensatz zur Konzentration, auf die ich später noch eingehen werde (Seite 101 bis 104) – führt uns direkt in die Präsenz. Statt mit der Opferhaltung geschlossener Augen gehen wir in der K. I.mit voller Aufmerksamkeit und präsent durch anstehende Situationen. Hinweise aus der Gehirnforschung besagen, dass bei geschlossenen Augen vollkommen andere Areale im Gehirn aktiv sind als bei offenen Augen. Mit geöffneten Augen sind wir, anders als in vielen Meditationen, im Innen und Außen gleichermaßen anwesend. Präsenz als Bewohnen des eigenen Körpers und Energiefeldes ist erst mal nur im Grundtonus möglich. Oft sind wir jedoch von uns selbst abgeschnitten und sogar in uns selbst abgetrennt. Unser Kopf ist dabei vom Rest des Körpers entkoppelt, und unser Verstand steht nicht mehr im Austausch mit dem Körper und dessen Intelligenz. Das ist die Grundlage, um herzlos und kalt in der Welt handeln zu können. Und/Oder es geschieht eine Abtrennung zwischen dem Herzen und dem Rest unseres Rumpfes. Dadurch verlieren wir die Bodenhaftung, auch Erdung genannt. Auf diese Weise entsteht ein Gefühl von Abgehobenheit oder Arroganz. Diese beiden Trennungen sind die Grundlage von sich selbst genügenden Gedanken, Ideen und Perspektiven, die den Kontakt zum Leben verloren haben.

Im Alltag führen wir manchmal ein ganz normales Gespräch. Es langweilt uns, und wir driften ab. Oder aber es ist anstrengend, und wir fixieren uns mit dem Verstand auf das Thema und die Argumente. Irgendwann fangen wir an zu gähnen und wundern uns, dass wir uns energieleer und ausgelaugt fühlen. Die Abwesenheit von

Präsenz kann auch dazu führen, dass fremde Energie in unser System eindringt. Dabei ist es gleich, ob es sich um einen Angriff im Kampfsporttraining oder um ein belangloses Gespräch mit dem Nachbarn oder bei der Arbeit handelt.

SICH VON FREMDER ENERGIE REINIGEN

Wenn Energie ausgetauscht wird, kann es passieren, dass wir mit etwas Fremdem in unserem System nach Hause gehen. Dieses kann sowohl mental als auch emotional aufgeladen sein, also durch einen Gedanken oder ein Gefühl. Manchmal ist dieses Fremde nicht eindeutig, und wir fühlen uns einfach nur merkwürdig. Wenn wir dann wieder beginnen, uns selbst zu spüren und wahrzunehmen, und so wieder in unsere Präsenz zurückkommen, wird alles, was nicht zu uns gehört, automatisch durch die Intelligenz unseres Körpers aus unserem Energiefeld gedrängt. Das Prinzip dabei lautet: Wenn ich auf meinem Stuhl sitze, kann niemand anders mehr darauf sitzen. Uns selbst präsent zu spüren ist also eine Art Energiehygiene, die in der Lage ist, uns von Fremdenergien zu reinigen. Man könnte auch sagen, es handelt sich um eine Art energetisches Zähneputzen.
Dabei geht es erst einmal nicht darum, hundertprozentige Stabilität und Präsenz zu erreichen, sondern darum, durch viel Erfahrung das Vertrauen in das eigene Stabilsein stetig zu steigern. Das führt dann irgendwann zu einer absoluten Stabilität, in der wir derart in uns ruhen, dass das, was sich im Außen bewegt – sei es körperlich, emotional oder mental – uns innerlich nicht mehr verformt. Doch ist echte Stabilität nie starr, sondern immer beweglich und dynamisch, denn nur Bewegung bedeutet Leben.
Auch hier ist es wichtig, unserem Verstand klarzumachen, dass wir Stabilität nicht willentlich erreichen können. Wir können nur die Voraussetzung dafür schaffen, dass Stabilität von selbst entsteht.

DER SWEET SPOT

In unserer Welt geht es ständig um Leistung. Darum, wie man sie erreichen, verbessern und vor allem messen kann. Es gibt Leistungsbeurteilungen, leistungssteigernde Substanzen, Leistungsträger, Leistungssport und Leistungskurven. Hier scheint die einzige Devise zu lauten: Mehr ist besser. Na klar, wer will denn auch gerne weniger Leistung?

Selten sehen wir jedoch, gerade in Arbeitskontexten, was Leistung eigentlich wirklich ausmacht. Wenn wir Leistung sagen, meinen wir nämlich eigentlich Ergebnisse. Auch wenn manche Menschen den Grad von Stress und Geschäftigkeit als Anzeiger für ihre (vermeintliche) Wichtigkeit und ihre hohe Leistungsfähigkeit verwenden, ist es letztlich weniger interessant, was unser Input in einer Situation war, sondern was der Output oder das Ergebnis ist. Die Belohnung von Leistung, die eng mit der Frage nach sozialer Gerechtigkeit zusammenhängt, wird jedoch am Input gemessen. »Es ist nicht angemessen, dass er oder sie das Gleiche wie ich bekommt, er oder sie hat ja viel weniger dafür getan.« Solche Aussagen lassen das Ergebnis völlig außer Acht.

Aus der KörperIntelligenz ergibt sich ein Leistungsdiagramm (siehe gegenüberliegende Seite), das sich an der Grundspannung orientiert. Auf der Hochachse wird die Leistung im Sinne des Ergebnisses gemessen, auf der Querachse die Anstrengung in Form von Spannung. Die Glockenkurve beschreibt unsere Ergebnisse und die ansteigende Gerade unseren Input. Die erste zentrale Erkenntnis: Die beiden Linien verlaufen nicht synchron. Im linken Drittel befindet sich der Bereich geringer Spannung und geringer Ergebnisse. Dieser Bereich ist gekennzeichnet durch Unterforderung und Langeweile (Bore-out). Im rechten Drittel ist der Bereich großer Spannung und ebenfalls geringer Ergebnisse. Hier entstehen Überforderung und damit auch Angst (Burn-out). In der Mitte befindet sich

die Zone des Grundtonus. In diesem »Sweet Spot« ist unser Potenzial am höchsten, und das bei dem nur allernotwendigsten Input. Hier würde ich eher von einem »Raum der Kreativität« statt von Leistung sprechen, von einem Zustand, in dem mir eine unzählige Menge an Möglichkeiten für mein Handeln zur Verfügung steht und nicht einfach nur die Steigerung meiner Leistung im Fokus steht.
Der Psychologe Mihaly Csikszentmihalyi hat in seinem berühmten Buch »Flow: Das Geheimnis des Glücks« als Erster über den Sweet Spot geschrieben und ihn als »Flowerlebnis« bezeichnet. Ein solches Erlebnis hat beispielsweise ein Läufer, der ewig läuft und nur sehr wenig Energie dazu benötigt. Er fühlt sich dabei wohl und hat eher das Gefühl, dass »es ihn läuft«, als dass er selbst es tut.

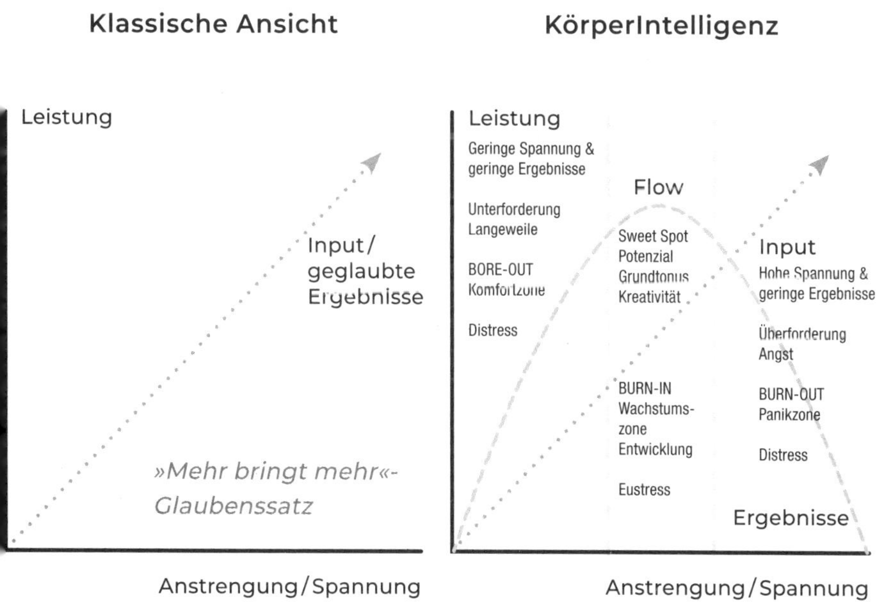

Der energetische Sweet Spot – hier fließt alles in Leichtigkeit.

Im Diagramm tauchen auch die Begriffe »Eustress« und »Distress« als zwei unterschiedliche Arten von Stress auf. Ersterer beflügelt uns und stellt uns die nötige Energie zum Handeln zur Verfügung. Distress hingegen blockiert und laugt uns aus. Burn-out nimmt inzwischen fast schon pandemische Ausmaße an, gleichzeitig finden wir auch das andere Extrem, das sogenannte Bore-out, immer häufiger vor. Es geht darum, die goldene Mitte zwischen den beiden Extremen zu finden, den Burn-in oder Flow im mittleren Bereich. Befinden wir uns in diesem Sweet Spot und im Eustress, haben wir das Gefühl, dass unser inneres Feuer für etwas brennt und unsere Leidenschaft uns Energie spendet. Das Leben möchte sich durch uns ausdrücken, und unsere Kreativität entfaltet sich.

Die Hirn- und Lernforschung bezeichnet den linken Bereich als Komfortzone. In meiner Herkunftsfamilie bedeutete das, um 18 Uhr am Samstagabend das Bier aufzumachen, sich mit einer Tüte Chips auf die Couch zu fläzen und die Sportschau anzuschauen. Das mag kurz angenehm sein, aber es ist nicht das möglich, was im mittleren Bereich möglich ist, nämlich Lernen, Wachstum und Entwicklung. Das rechte Drittel des Schaubilds wird in der Forschung als Panikbereich bezeichnet, in dem Kreativität und Entwicklung ebenfalls nicht möglich sind.

ENERGIE WILL FLIESSEN

Beim Flow fließt die Energie. Das klingt völlig banal und scheint doch unfassbar schwer. Flow ist das Wort, mit dem die allerwenigsten Menschen ihren Alltag charakterisieren würden. Das liegt daran, dass wir ständig künstliche Stopps in unser Leben einbauen und uns sagen: »Jetzt beginnt der Arbeitstag«, »Jetzt beginnt der Sport« oder »Jetzt beginnt die Aufgabe«. Unser Verstand denkt zwar, dass Frühstücken etwas anderes sei, als zur Arbeit zu gehen,

auf der Ebene der Energie besteht jedoch kein Unterschied – es gibt nur Impulse und den konstanten Fluss der Energie. Das heißt natürlich nicht, dass alle Handlungen und Erlebnisse immer dasselbe wären, aber der Fluss der Energie ist immer derselbe.
In dem Moment, in dem ich aus der KörperIntelligenz heraus aktiv in der Präsenz bin, sind alle Bewegungen und alles Handeln vollkommen harmonisch und natürlich. Es sind keine Ecken und Kanten in Form irgendwelcher Stopps enthalten. Bewegungen beginnen nicht, sondern sind auf einmal da. In Konflikten zum Beispiel beginnen sich auf einmal alle Beteiligten zu entspannen und versöhnlich zu werden, ohne dass sich feststellen ließe, wer denn nun damit den Anfang gemacht hätte.
Gerade wenn du dich erst seit Kurzem mit K. I. befasst, hast du zwar vielleicht schon ein Gefühl dafür entwickelt, wie es ist, in die Präsenz zu gehen, und wie es sich anfühlt, in einer Situation wieder zu dir zu finden. Doch dann denkst du plötzlich, du müsstest wieder etwas tun, um irgendwie mit der Situation umzugehen, und schaffst so einen Stopp, der letztendlich den Flow abschneidet.
Flow ist ein Zustand und kein Handeln. Ein Zustand der Verbundenheit mit sich selbst, aus der ein Fluss unseres Handelns entsteht. In so einem Zustand gibt es weder Beginn noch Ende, nur ein gleichmäßiges Mitfließen. Ein Flow startet niemals aus einem Impuls des Verstandes heraus. Ein solcher würde uns von dem abbringen, was gerade ist. Ein Gedanke als Startimpuls ist somit ein Stoppimpuls, weil er den Energiefluss unterbricht. Stell dir nur mal vor, du wanderst an einem Fluss entlang und würdest versuchen, nach dem Startimpuls der Fließbewegung des Wassers zu suchen. Natürlich würdest du nichts finden, da die Bewegung ja bereits da ist, schon immer da war und auch immer da sein wird. Es ist ein Kreislauf von den Berg hinabfließen, im Meer ankommen, verdunsten, regnen und wieder hinabfließen. Im Flow gibt es zwar auch Impulse, die aber kommen aus der Seele und stoßen Richtungsänderungen in unse

rem Leben an. In dem Moment aber, in dem unser Verstand glaubt, wir sollten jetzt etwas Bestimmtes tun, hat sich eine Intention oder Absicht eingeschlichen, die uns lenkt. Wenn wir die entstehende Bewegung im Handeln jedoch einfach geschehen lassen, schauen wir von außen zu, wie »es« sich bewegt. Das mag erst mal etwas ungewöhnlich klingen, doch gerade wenn wir bei uns und präsent sind, tritt eine beobachtende Außenperspektive auf unseren Flow auf.

Leben bedeutet immer Bewegung, und Bewegung heißt Leben. Das Leben fließt. Mal schneller, mal langsamer. Nirgendwo in der Natur werden wir künstliche Stopps beobachten, sie sind rein menschengemacht. Würde die Natur anhalten, würde das ganze Leben stoppen. Nur der Verstand benötigt Starts und Stopps, um Situationen und Informationen besser erfassen und verstehen zu können. Genau das ist übrigens der Grund, warum dieses Buch Kapitel hat: um dem Verstand Orientierung zu bieten.

Unser Verstand ist so trainiert, dass er kontrollierbare Häppchen braucht. Er glaubt nicht nur, dass er nach jedem Stopp wieder einen Start benötigt, sondern auch, dass sowohl Stopp als auch Start Extraenergie erfordert. Motivationsreden sind also eine ziemlich absurde Angelegenheit. Vielleicht wird damit sogar Energie aufgebaut, um einen (künstlichen) Start, zum Beispiel den eines Projektes, zu bewerkstelligen. Der Fluss des Lebens allerdings wird zementiert, und somit stellen solche Kick-offs das genaue Gegenteil von Flow dar. Ähnlich ist es mit dem Kaffee, den man sich zu Beginn der Teamsitzung einschenkt, weil man denkt, dass es jetzt anstrengend wird.

Wenn wir richtig in der KörperIntelligenz sind, verschwindet das »Jetzt geht's los«-Denken, das uns sonst den Verstandesimpuls zum Handeln gibt. Stattdessen bewegt sich die Energie auf einmal in eine Richtung, und wir folgen. Intuitiv spüren wir das auch. Wenn wir uns zum Beispiel die »Fridays for Future«-Bewegung und ihren »Act now«-Slogan anschauen, verwundert es nicht, wenn sofort ein Gefühl von Überspannung und somit Anstrengung und Energieverlust in uns aufsteigt. Wir handeln ja sowieso immer und ständig. Warum also noch mehr? Die Frage ist doch eher, wofür beziehungsweise in welche Richtung unser Handeln geht? Wenn »act now« (handle jetzt) in »just act« (handle einfach) geändert würde, würde sich das Ganze zwar schon etwas leichter anfühlen, die Aufforderung würde aber immer noch auf ein Mehr an Handlung hindeuten. Wie du aber bereits gelesen hast, ist es selten so, dass wir zu wenig tun, im Gegenteil, wir tun eher zu viel (siehe Seite 24). Im Falle von »act now« wäre damit das Zu-viel-Tun gemeint, das unseren Lebenswandel im Alltag sowieso schon kompliziert, anstrengend und unnachhaltig macht. Wenn wir als Menschen weniger frustriert wären, gäbe es auch keinen Grund, den zehnten Pullover beim »Frustshopping« als Reaktion auf ein »Zuviel« zu kaufen.

Alle Bewegungen in unserem Leben sind schon da, im Großen wie im Kleinen. Unsere Aufgabe ist damit so radikal einfach, dass wir es uns kaum vorstellen können. Es geht nur darum, aktiv und präsent zuzugucken, wie das geschieht, was schon da ist. Ich mache dann einfach mit mit dem, was es schon gibt. Ich begebe mich in diesen Fluss und folge dem, was viel größer ist als ich selbst. Es gibt keinerlei Notwendigkeit zu glauben, dass ich selbst irgendeine Bewegung noch einmal anregen müsste.

Eine Energie, die immer wieder stoppt und startet, ist unnatürlich. Sie will sich ungehindert und unbeeinflusst bewegen. Genau diese Chance geben wir der Energie, wenn wir in der KörperIntelligenz sind. Es wird dann schnell deutlich, dass alles Feste in einer Situation total unnatürlich und anstrengend ist. Auch wenn es merkwürdig klingt, aber die Energie freut sich, wenn sie sich wieder bewegen darf. In herausfordernden Situationen ist dieses Bewegen ein Lösungsverfahren und gleicht fast einer therapeutischen Intervention. Wenn sich »Stop and Go« wieder auflösen, entsteht ein Heilimpuls, durch den sich die blockierte Energie wieder ausbalancieren und ins Fließen kommen kann.

NATÜRLICHKEIT BEWAHREN UND FREUDE INS LEBEN BRINGEN

Ein Indikator von Flow ist, wie ich mich dabei innerlich empfinde oder fühle. Je authentischer und natürlicher wir handeln, umso erfüllter und zufriedener werden wir. Wenn wir uns zum Beispiel dort, wo wir unser Geld verdienen, verstellen müssen und gar als andere Persönlichkeit auftreten, ist Flow unmöglich. Fühlen wir uns aber im Job wohl und erfüllt, ist das ein Zeichen für Flow und auch dafür, dass wir ganz nah bei uns sind. Natürlichkeit zu bewahren bedeutet dabei nicht, immer gleich zu sein. Wir bestehen aus verschiedenen Anteilen (Vater, Seminarleiter, Freund, Partner ...) und schöpfen je nach Situation stärker oder schwächer aus dem einen oder anderen, aber wir verstellen uns nicht.

Natürlichkeit ist das Optimale, und das Optimale ist die Reduktion auf das, was Freude macht. Das gilt für alle Bereiche des Lebens. Ich selbst habe im Laufe der Zeit viel aus meinem Leben entfernen müssen und es dadurch neu ordnen können. Die Frage, die ich mir immer stelle, wenn etwas Neues anklopft, lautet: Vergrößert es die Freude in meinem Leben? Wenn ich diese Frage nicht zu hundert Prozent mit Ja beantworten kann, lasse ich das, was sich mir präsentiert, lieber gleich.

Eine der derzeit erfolgreichsten Aufräum- und Ordnungsmethoden ist der Ansatz von Marie Kondo. Sie stellt immer die Frage »Does it spark joy?« (»Macht er Freude?«), wenn es darum geht, einen bestimmten Gegenstand zu behalten oder sich von ihm zu trennen. Damit wird ein Kontakt ermöglicht, der weit über Fragen wie »Kann ich das noch mal brauchen?« oder »Ist das praktisch?« hinausgeht. Kondo plädiert ganz klar dafür, sich nur mit Dingen zu umgeben, die Freude in uns wecken. Jeder, der das ernsthaft ausprobiert hat, weiß, dass es sich in einer Umgebung, die nur aus Freude stiftenden Gegenständen besteht, völlig anders lebt.

WARUM WIDERSTAND ZWECKLOS IST UND LOSLASSEN NICHT FUNKTIONIERT

Analog zu Übertonus, Untertonus und Grundtonus gibt es drei Verhaltensweisen, die uns zur Verfügung stehen, sobald etwas Neues in unser Leben tritt: Widerstand, Hinnahme und Annahme.

Widerstand ist selbsterklärend – wenn jemand oder etwas mit Spannung an uns herantritt, reagieren wir mit Gegenspannung. Spannung kann dabei alles meinen, das ein »Wollen« enthält: Wünsche, Erwartungen, Vorwürfe, Aufträge, Meinungen, Gefühle oder Emotionen. »Druck erzeugt Gegendruck« ist ein bekanntes Sprichwort, das jedoch im täglichen Handeln oft missachtet wird.

Widerstand erzeugt Schmerz. Wenn wir uns gegen das, was ist, stemmen, begeben wir uns immer in einen Zustand der Verspannung. Dabei verhaken, verhaften und verstricken wir uns in der jeweiligen Situation oder im Gegenüber. Wir verlassen uns selbst dabei und verlieren uns. Wir verschmelzen mit Begebenheiten und sind dann nicht mehr eigenständig und autark. Dadurch verlieren wir unsere Freiheit. Wir können im Verstand fixiert sein, in den Emotionen oder physisch. Wenn wir alle drei Bereiche durchgehen, können wir prüfen, wo wir Bewertungen und Widerstand spüren, und uns wieder entspannen. Erst wenn die Verspannung sich auflöst, erlangen wir einen gewissen Freiheitsgrad zurück.

Hinnahme folgt oft nach erfolglosem Widerstand, kann aber auch die direkte Reaktion sein, wenn Spannung auf uns zukommt. Wir driften in einen Zustand des passiven Erleidens ab, der oft von Aspekten der Flucht oder der Taubheit gekennzeichnet ist. »Ach, heute machen wir einfach einen Netflix-Abend und bestellen Pizza« ist eine typische Reaktion auf einen spannungsreichen Arbeitstag. Doch auch durch dieses völlige Erschlaffen verlieren wir uns, und zwar in uns selbst. Wir befinden uns dann in einer Flucht vor der Welt und dem Leben. Denn wir fliehen dabei nicht nur vor Stress,

Konflikten oder negativen Nachrichten, sondern auch vor unseren Möglichkeiten und Potenzialen. Hinnahme kann somit auch ein Ausdruck von Resignation und Weltschmerz sein. Wenn wir aber ständig nur das tun, was wir eh schon können, werden wir nie unerkannten Teilen von uns selbst begegnen.

Hinnahme zehrt zwar nicht so akut an unseren Kräften wie Widerstand, aber auch in diesem Fall rinnt uns die Lebensenergie über die Zeit hinweg langsam, aber stetig davon. Uns fehlt dann die nötige Präsenz, uns von der universellen Energie tragen zu lassen. Um den Schmerz der dahinterliegenden Blockade nicht zu spüren, werden wir immer tauber und verlieren so unsere Fähigkeit zu spüren. Die Hinnahme kann sich auf einen nicht erfüllenden Arbeitsplatz, eine lieblose Beziehung oder eine uninspirierende Freundschaft beziehen. Hinnahme ist grau, stumpf und unzufrieden. Oft spielen dabei Gewohnheit und Angst vor Veränderung eine Rolle. Mit der Zeit werden wir jedoch immer kleiner und geben Teile von unserem Sein auf. Aggression in Form unserer eigentlichen Lebenskraft staut sich auf, äußert sich in Form von passiver Aggressivität und richtet sich manchmal gegen uns selbst. Teilweise erwächst aus lang anhaltender Hinnahme auch wilder Widerstand in Form von destruktiver Aggressivität oder eine chronische Unzufriedenheit. Dahinter liegt immer ein Schmerz.

Annahme beschreibt das widerstandslose und präsente Einlassen auf das, was ist. Die Haltung des Annehmens wird aber häufig mit dem sogenannten Loslassen verwechselt. Gerade in der spirituellen Szene wird angesichts von Problemen jeglicher Art empfohlen, doch einfach mal loszulassen. Der Ansatz, sich nicht um das Problem zu kümmern, mag ja in die richtige Richtung gehen, doch – um es direkt auf den Punkt zu bringen – Loslassen funktioniert nicht. Auch wenn es so schön klingt und Freiheit und Entspannung am Horizont schon zu winken scheinen, gibt es einen massiven Haken an der Sache: Unser Verstand verwechselt Loslassen mit Loswerden.

Oft ist damit sogar Loswerdenwollen gemeint. Somit lehnen wir das Problem ab und sind wieder im (versteckten) Widerstand – kämpfen, strengen uns an und verlieren Energie. Was ist also die Lösung? Statt ein Problem loswerden zu wollen, geht es darum, das, was ist, anzunehmen.

Aus den Worten »Loslassen« und »Annehmen« lässt sich eine einfache Rechnung erstellen: Beim Loslassen werde ich weniger, beim Annehmen werde ich mehr und erhalte, was zu mir gehört.

Ein typisches Spielfeld des angeblichen Loslassens ist das Thema Krankheit. Ich kann darüber schreiben, da ich bereits zweimal in meinem Leben mit schweren, lebensbedrohlichen Krankheiten konfrontiert war. Für die meisten Menschen ist Krankheit etwas Schlechtes, und sie wollen sie so schnell wie möglich wieder loswerden. Nun ist unser Körper jedoch unfassbar intelligent und weise, und die Krankheit ist kein »Zufall« – auch wenn unser Verstand das gerne anders sieht. Sie ergänzt vielmehr unseren Körper, um uns etwas mitzuteilen. Die Krankheit gehört in dem Augenblick zu mir und macht mich ganz. Wenn ich sie möglichst schnell loswerden wollte, würde ich einen Teil von mir abschneiden. Überspitzt ausgedrückt, wenn mein Arm krank ist und schmerzt und ich ihn möglichst schnell loswerden will und ihn von mir abtrenne, bin ich zwar vermeintlich nachher wieder »gesund«, weil ich die Krankheit entfernt habe, doch fehlt mir für den Rest meines Lebens ein Teil, der mir geholfen hat, mich kreativ und erfüllt auszudrücken. Das heißt, ich bin weniger geworden.

Wenn ich mich stattdessen auf die Situation, in diesem Fall die der Krankheit, einlasse und sie annehme, führt das in den allermeisten Situationen bereits zu Bewegung. Dabei wehre ich mich nicht mehr gegen die Krankheit, erdulde sie nicht mehr, sondern lasse mich auf sie ein und beginne sie als einen Teil von mir wahrzunehmen, der mich in dem Moment vollständig macht. Erst durch das »Problem« Krankheit ist die Energie fest geworden, blockiert und steht mir in dem Moment nicht mehr zur Verfügung. Wenn es mir gelingt, die Situation anzunehmen, beginnt die erstarrte Energie wieder zu fließen. Diese Bewegung steht mir dann für den Lösungsprozess zur Verfügung. Meiner Erfahrung nach löst das Annehmen schon circa 80 Prozent aller Probleme. Denn ich löse mich von dem Problem, weil ich mich von der (Be-)Wertung löse.

Solange wir kämpfen und in den Widerstand gehen, begeben wir uns in einen Zustand der Trennung zwischen dem, was ist, und dem, was sein sollte. Das ist auch die Grundlage vom Scheitern aller Beziehungen. Das, was ist, lehnen wir ab, und das, was sein sollte, wollen wir. Wir gleichen unsere Beziehung damit ab, wie sie in unserer Vorstellung ist. Wir sind dann in der Soll-Beziehung, die auf der Hoffnung basiert, dass der andere sich ändert. Wenn wir dagegen annehmen, was ist, sind wir in der Ist-Beziehung. Spannenderweise geschehen gewünschte Veränderungen von selbst, wenn wir in die Annahme gehen, ganz ohne Druck und unser Zutun. Partner, die einander angenommen haben, gehen vielleicht trotzdem auseinander, aber sie tun es im Frieden. Nur wenn vorher keine Annahme erfolgt ist, ist ein Rosenkrieg möglich.

Im Moment der Annahme löst sich die Trennung zwischen Ist und Soll auf. Vor allem aber lösen wir die Trennung unserer drei Anteile Körper, Geist und Seele auf und kommen so wieder in ein gleichzeitiges und gleichwertiges Sein und Handeln. Der Verstand ist am Anfang das größte Hindernis, um in den Zustand des Annehmens und in die Einfachheit des Tuns zu kommen. Wenn ich allerdings nun den Verstand als Problem ansehe und ihn auszuschließen versuche, ist die Gleichzeitigkeit und Gleichwertigkeit wieder gestört und die Energie blockiert. Es geht also erst einmal nur darum, unsere gesellschaftlich antrainierte Auffassung, unser Verstand sei übermächtig und der Wichtigste im Bunde, zu verwerfen.

Indem wir eine Situation annehmen, stehen uns drei Möglichkeiten zur Verfügung: Wir können die Situation verändern, sie verlassen oder bewusst darin verbleiben. Alle drei Optionen sind gleichwertig und uns durch die Haltung des Annehmens auch gleich-gültig. Die Annahme kann dabei für sich allein stehen, die anderen drei brauchen das Annehmen als Grundlage. Sie sind gleich gut und gleich viel wert. Genau dadurch entsteht die Freiheit, wirklich unabhängig zwischen Verändern, Verbleiben und Verlassen wählen zu können. Es ist sogar so, dass nicht wir die jeweilige Möglichkeit initiieren, sondern wir uns dabei beobachten, wie sie sich ergibt.

Beim Verbleiben geht es mir gut, ich habe mich mit mir selbst eingerichtet, und die Energie fließt. Obwohl ich im tiefen Kontakt mit der Situation bin, betrifft sie mich nicht mehr in Form einer Wertung. Beim Verändern spüre ich, wie sich auf einmal etwas bewegt, sich im Außen die Situation und ihre Parameter verändern.

Nach einer echten Annahme sind aktive Veränderungen nicht notwendig, da bereits von selbst Bewegung entsteht.

Beim Verlassen merke ich, dass ich einfach frei bin, meines Weges zu gehen. Ich habe keinerlei Resonanz zu der Situation mehr, und das Leben bietet mir neue Erfahrungen an. Eigentlich besteht kein Unterschied mehr zwischen den drei Optionen, und er interessiert mich auch nicht mehr wirklich. Ich fühle mich einfach wohl mit dem, was ist.

Erfahrungsbericht

Auf K. I. gestoßen bin ich vor über zehn Jahren. Jemand berichtete mir von einem Typen, der »total arge« Sachen macht und »Spürigkeit« vermittelt. Vorstellen konnte ich mir darunter nichts, dachte, das könne nur Blödsinn sein, und bin hin mit dem Vorsatz, den Typen auflaufen zu lassen. Ich saß dann bei meinem ersten K. I.-Seminar in Jeans und Hemd und machte mich über die Leute mit bunten Flatteroutfits lustig, die am Boden im Kreis saßen. Heute bin ich selbst so ein Flatteroutfittyp und genieße die Freiheit, am Boden zu sitzen.
Mein Weg mit K. I. – das zeigten mir all die Erfahrungen, die ich bei Karl machen durfte – war eigentlich schon immer da. Ich bin ihn nur weitergegangen. Heute nehme ich meine Umwelt intensiver wahr und kann, wenn es nötig ist, intensiver in Kontakt gehen. Das macht unglaublich viel Spaß. Viele Dinge, die mich früher gestört haben (meine Depressionen, bestimmte Gefühle), haben sich zu einem Gesamtbild von mir zusammengesetzt, das ich nur noch selten bewerte und dem ich deshalb nur wenig Gewicht beimesse. Das löst viele Blockaden sofort auf oder gibt einem die Kraft anzunehmen, was ist.
In meiner Arbeit als Sozialbetreuer für obdachlose Männer hatte ich interessanterweise den K. I.-Ansatz von Beginn an dabei. Er eröffnet mir die Möglichkeit, in schwierigen Situationen erst einmal durchzuatmen und mich nicht der bewertenden Wut oder dem Frust hinzugeben. Ganz deutlich spüre ich die K. I. auch bei ganz banalen Dingen im Alltag, weil sie mir erlaubt, jedes Detail zu genießen, und sei es das Ein- und Ausräumen des Geschirrspülers. Das stärkste Gefühl dabei ist eine unglaublich intensive, kribbelnd-kindlich-fröhliche Dankbarkeit.

Wilfried

DIAGNOSE: ENERGETISCH INKONTINENT

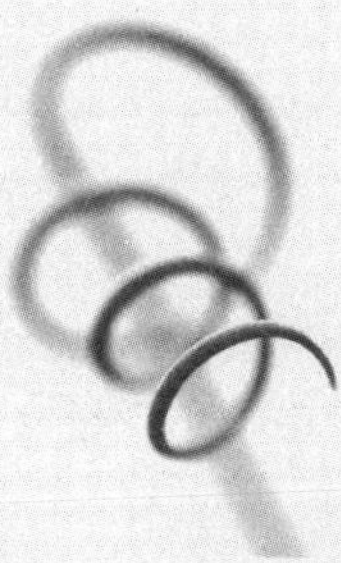

Leben aus der KörperIntelligenz heraus heißt: bei sich sein und Präsenz ausstrahlen, statt Probleme zu konstruieren und um Sicherheit und Abgrenzung zu kämpfen.

DIE VERKOMPLIZIERUNG DER WELT

Wir alle leben unser Leben aus unserem persönlichen (Un-)Bewusstsein heraus. Wir tun Dinge auf eine bestimmte Art und Weise, weil wir so sind, wie wir sind. Anders ist es auch gar nicht möglich, da unser Handeln immer Produkt unseres (Un-)Bewusstseins ist. Doch setzen wir uns mit dem, was ist, und damit, wie wir im Inneren sind, selten auseinander. Stattdessen versuchen wir, im Außen die Welt zu verändern. Dabei ist jedoch unsere Handlungsmotivation häufig nicht Ausdruck von kreativer Freude und Leichtigkeit, sondern von Angst, Druck und dem Willen zur Veränderung.

Diese Veränderungswünsche kommen oft aus dem Verlangen, »von etwas weg« und selten, um »zu etwas hin« zu kommen. Die hinter den Wünschen liegenden Blockaden können hierbei vielseitig sein. Häufig sind sie jedoch im Kern darauf zurückzuführen, dass wir gerne etwas anders hätten, als es ist. Meine wichtigste Erkenntnis der letzten Jahre war, dass wir eigentlich nur ein Problem haben. Ich würde fast sagen, es ist das größte und vielleicht einzige Problem von uns Menschen, dass ein kleiner Teil von uns unzufrieden ist mit einem Teil von dem, was gerade ist. Inzwischen bin ich sogar überzeugt, dass das nicht nur meine Wahrheit ist, sondern universell gilt. Aus diesem dualen Bewusstsein heraus handeln wir tagtäglich und erschaffen dadurch eine Welt der Dualitäten. Wir kreieren kollektiv eine (menschliche) Welt, von der wir alle Teil sind, aber mit der die allermeisten nicht zufrieden sind. Wie kann das sein? Wir versuchen, die Welt zum Besseren hin zu verändern, und lösen dabei zweifelsohne auch Probleme. Diese Lösungen kreieren dann jedoch meist wieder weitere Probleme. Zumindest nehmen wir die entstehenden Tatsachen und Situationen als solche wahr. Dazu ein Beispiel: Wir Menschen waren unzufrieden mit unserer Laufgeschwindigkeit und kamen irgendwann auf die Idee, mithilfe des Pferdes unsere Fortbewegungsgeschwindigkeit zu erhöhen. Auch das reichte uns bald nicht mehr, und wir erfanden das Automobil. In unserem Drängen nach Fortschritt bewegten wir uns vom Lebendigen zum Unlebendigen. Auf einmal brauchten wir Treibstoff und geteerte Straßen. Je mehr Autos es gab, desto mehr Unfälle gab es und desto mehr Verkehrsregeln mit entsprechenden Bußgeldkatalogen mussten geschaffen werden. Es gibt nun Autobahnen, die einen hohen Lärmpegel mit sich bringen, deshalb brauchen wir Lärmschutzwände. Autos stoßen Abgase aus, die wieder von Abgasnormen reguliert werden. Es gibt Kfz-Steuern, CO_2-Steuern und Autokonzerne, die Abgaswerte manipulieren.

Schnell wird hier deutlich, dass der einfache Wunsch nach erhöhter Mobilität viele »Probleme« gelöst, aber auch viele neue geschaffen hat. Vor allem aber zeigt dieses Beispiel, wie wir die Welt immer weiter verkomplizieren. Es gibt beispielsweise ganze Rechtsanwaltskanzleien, die nur auf Verkehrsrecht spezialisiert sind.

Solange wir uns in einer endlosen Schleife der dualen Unzufriedenheit befinden, werden wir den Kern unserer vermeintlichen Probleme niemals lösen. Selbst wenn nachhaltige Autos auf grünen Autobahnen schadstofffrei und geräuschlos vor sich hin gleiten, ist die Ursache unseres Handelns in der Welt immer noch die gleiche: die Unzufriedenheit. Die einzige Möglichkeit, diese sich um sich selbst drehende Spirale zu verlassen, besteht darin, die Bewusstseinsebene zu wechseln und aus der Dualität und den damit verbundenen Wertungen auszusteigen. Dazu passt ein viel zitierter Ausspruch, der Albert Einstein zugeschrieben wird: »Ein Problem kann niemals auf der Ebene gelöst werden, auf der es entstanden ist.« Um es zu lösen, muss man also die Bewusstseinsebene wechseln. KörperIntelligenz bietet uns diese Möglichkeit.

Es tun sich somit zwei mögliche Spiralen auf: Eine Spirale, bei der Unzufriedenheit, Trauma und Blockaden zu einer innerlichen Spaltung, einem Verlust des Spürens und zur Kontaktlosigkeit führen. Man könnte von einer Spirale der Abwesenheit sprechen. Bei der anderen Spirale handeln wir aus der Einheit von Körper, Geist und

Seele heraus, spüren uns und die Welt um uns herum, gehen dabei in einen tiefen Kontakt mit uns selbst und werden immer zufriedener und ausgeglichener. Das Wollen nimmt ab, und die Gleichzeitigkeit und Gleichwertigkeit unserer Anteile richtet uns innerlich immer weiter auf. Dies ist die Spirale der Präsenz. Beide Prinzipien gelten sowohl für Individuen als auch für die ganze Gesellschaft.

SPÜREN STATT ÜBERLEBEN

Eine der dominanten Logiken unserer Zeit ist die des Überlebens. Das bedeutet, unser Handeln wird weitgehend mit Gefühlen von Sicherheit, Wunsch nach Status und Ähnlichem unterfüttert. Die Logiken des Überlebens sind verbunden mit Spannung nach dem »Fight, flight or freeze«-Prinzip. Es geht darum, gegen etwas zu kämpfen, etwas abzuwenden oder zu schauen, wie wir von etwas verschont bleiben. Damit werden uns allerdings nur die Optionen des Über- beziehungsweise Untertonus für herausfordernde Situationen angeboten. Kampf (fight) ist Übertonus, Sich-tot-Stellen (freeze) ist Untertonus, und Flucht (flight) kann beides sein.
Es wird behauptet, das seien die uns angeborenen Verhaltensweisen bei Gefahr. Und natürlich handelt es sich hierbei um Reaktions- und Kompensationsmechanismen, die tief in unserem Nervensystem angelegt sind. Allerdings verbleiben wir oft in ihnen, stecken in tiefen Traumata und nervlichem Stress teilweise Jahrzehnte fest. Über die KörperIntelligenz haben wir die Möglichkeit, wieder in den Grundtonus und damit letztlich in den nervlichen Zustand eines präsenten und freudvollen Lebens zu kommen. Diese steht einer nervlichen Überlebensdynamik diametral gegenüber.
Anders als Charles Darwin, der das Überleben als Grundmotivation unseres Handelns darstellt, schreibt Friedrich Schiller in der vierten Strophe seiner Ode an die Freude: »Freude heißt die starke Feder

in der ewigen Natur. Freude, Freude treibt die Räder in der großen Weltenuhr. Blumen lockt sie aus den Keimen, Sonnen aus dem Firmament, Sphären rollt sie in den Räumen, die des Sehers Rohr nicht kennt.« Bereits Schiller hat erkannt, dass nicht Angst und Überleben die Triebfedern alles Lebens sind, sondern Freude – das genaue Gegenteil also. Die Weisheit unseres Körpers unterstützt uns dabei, wieder Zugang zur Freude zu finden.

Freude ist eine Qualität und keine Quantität. Man kann sie nicht bewerten, sondern nur spüren. Bewertungen aller Art haben immer etwas Quantitatives an sich, es gibt »gut und schlecht«, »mehr oder weniger«, es gibt Skalen und Daten, alle mit dem Ziel, unsere Welt für den Verstand besser fassbar und somit für uns selbst besser kontrollierbar zu machen. Und wir glauben, dass wir so die Qualität unseres Lebens erhöhen. Qualität kann jedoch letztendlich nur über das Spüren und tiefes Erleben erfahren und erhöht werden. Sobald wir versuchen, die Atmosphäre eines Sonnenuntergangs zu quantifizieren, wird deutlich, dass das nicht geht.

Hinter unserer wild wuchernden Datenwut steht letztendlich das tiefe Bedürfnis, Körper, Geist und Seele wieder in die Gleichzeitigkeit und Gleichwertigkeit zu bringen. Dies ist aber quantitativ niemals erreichbar. Der Ansatz des Vereinens angeblich getrennter Teile ist von vornherein zum Scheitern verurteilt. Man kann unsere drei Aspekte auf einer tieferen Ebene nicht wieder vereinen, da sie bereits im Gleichgewicht miteinander sind. Dies können wir jedoch nur erfahren, wenn wir wieder anfangen, bewusst zu spüren.

Damit wäre allerdings auch unser Verständnis von Fortschritt, wie wir ihn gesellschaftlich momentan verstehen, am Ende. Fortschritt – fort wovon eigentlich? Fortschritt wird als die ultimative Lösung aller Probleme gesehen, also als Er-lösung dargestellt. Und auch hier wieder: Erlösung wovon? Könnte es sein, dass es um Fortschritt von uns selbst und die Erlösung vom Leben geht? Die quantitative Kontaktlosigkeit würde jedenfalls darauf hindeuten.

Die Idee, das Lebendige immer weiter zu kontrollieren, funktioniert in der Praxis nicht. Immer mehr und bessere Technik soll die Unwägbarkeiten und Unvorhersehbarkeiten des Lebens letztendlich vollends eliminieren. Gleichzeitig benötigt unser menschliches System immer mehr Energie von außen. Im individuellen Bereich nehmen Überspannung und Burn-out zu. Genau das Gleiche trifft auf unser wirtschaftliches und industrielles System zu. Wir verbrauchen beziehungsweise verschwenden mehr Energie, als uns zur Verfügung steht. Das zeigt uns zwei Dinge: Die Prinzipien, die in unserem Inneren wirken, sind die gleichen, die wir in der Welt draußen beobachten können. Die duale Haltung, geprägt vom Pendeln zwischen Über- und Unterspannung (siehe dazu auch Seite 47 bis 48), ist nicht von der universellen Energie des Lebens getragen. Wir verschwenden unsere eigene Lebensenergie damit. Man könnte hier scherzhaft die Diagnose stellen: energetisch inkontinent.

Der Weg des Spürens bietet daraus einen Ausweg. In unserem ganz normalen Lebensalltag entsteht immer irgendwo Spannung. Das heißt, wir sind körperlich angespannt, wir sind mental angespannt, und wir sind emotional angespannt. Doch Spannung verhindert Spüren. Wir können die richtigen Impulse, die eben nicht aus unserem dualen Denken, sondern aus einer größeren Harmonie stammen, nicht mehr spüren. Wenn wir nicht mehr spüren, sind wir manipulierbar. Daher sind die optimale (Ent-)Spannung und der Grundtonus doppelt wichtig, weil ich nur dann wahrhaftig spüren und Impulse wahrnehmen kann. Gleichzeitig kommt es darauf an, das Spüren nicht zu wichtig zu nehmen, sonst sind wir schnell wieder im Wollen und damit in der Überspannung angelangt.

Das Spüren ist ein exzellenter Kompass, der uns durch die (vermeintliche) Komplexität des Lebens navigieren kann. Je komplexer etwas wird, umso komplizierter erscheint es unserem Verstand. Er denkt dann, dass das Problem sehr groß und nur mit viel Energieaufwand zu lösen wäre. Wir vergrößern unseren Input und verlieren so

Energie. Diese Verkomplizierung kann auch wahre Inhalte verschleiern. Das führt dazu, dass es uns schwerfällt, Dinge wieder einfach zu machen. Kompliziert können wir alle, Einfachheit wird nicht mehr gesehen und vor allem nicht mehr anerkannt.

KÖRPERINTELLIGENT GEBOREN, DANN VERFORMT

KörperIntelligenz beinhaltet die uns allen innewohnende Weisheit, mit der wir alle auf diese Welt geboren werden und die es uns ermöglicht, unser Leben sinnerfüllt und freudvoll zu erleben. Ein Baby befindet sich ab dem Zeitpunkt, ab dem es eigenständig sein Köpfchen halten kann, im Grundtonus. Sobald der Kopf nicht mehr gestützt werden muss, bleibt in dieser Grundspannung die Wirbelsäule von ganz allein gerade. Wenn das Baby dann auf dem Rücken liegt, man seine Hand unter sein Kreuzbein schiebt und das Baby anhebt, bleibt die Wirbelsäule gerade. Der Kopf kippt nicht nach hinten, und vor allem fallen die Beine nicht nach unten. Es bleibt mit vollständig geradem Rücken waagrecht, strampelt und freut sich. Auch wenn das Baby auf dem Bauch liegt, man die Hand unter den Nabel schiebt und es dann anhebt, klappt das Baby in der Mitte nicht ein. Es bleibt wieder in der Waagrechten, freut sich und strampelt. Das habe ich intensiv mit meinen eigenen Kindern ausprobiert.

Diese Stabilität haben wir über die Jahre vollständig verlernt. Deswegen gehen wir spätestens nachmittags schon auf dem Zahnfleisch, während kleine Kinder den ganzen Tag über Energie haben. Gegen Abend drehen sie sogar noch mal auf, und wir sind froh, wenn sie endlich im Bett liegen, weil wir diese Kraft nicht mehr aushalten. Kinder haben diese Energie, weil sie voll in ihrem Körper präsent sind und diese Präsenz auch richtig ausstrahlen.

Wenn Kleinkinder nach einigen Monaten zum ersten Mal aufrecht sitzen können, sitzen sie mit vollständig gerader Wirbelsäule und haben eine Ausstrahlung wie kleine Buddhas. Dies zeigt, dass unsere natürliche Grundspannung eine uns innewohnende Weisheit ist, mit der wir bereits geboren wurden. Diese gerade Wirbelsäule ist das A und O. Sie sorgt dafür, dass die Energie im Körper fließt und die ganzen Atemräume offen sind. Als Baby und Kleinkind haben wir diese Präsenz noch, aber dann beginnen allmählich die Verformungen des Lebens.
Damit wir in der Lage sind, uns möglichst schnell in dieser Welt zurechtzufinden, besteht das kindliche Lernen bis zum vierten Lebensjahr zu hundert Prozent aus Nachahmung. Das beinhaltet auch, dass wir als Babys und Kleinkinder das, was wir von unserem äußeren Universum als Information angeboten bekommen, für wertvoller halten als das, was wir selbst spüren. »Von außen« bedeutet dabei erst einmal Mama und Papa, da sie in den meisten Fällen unser unmittelbares Universum darstellen.
Wir sitzen also als Kleinkinder in unserem Grundtonus, freuen uns, fühlen uns gut und bemerken auf einmal, dass unsere Eltern nicht so sitzen. Dann passen wir uns, wie unter Hypnose, der Körperhaltung unserer Eltern an. Damit beginnt die erste Verformung im Leben, weil wir unsere Eltern wichtiger nehmen als das, was wir selbst mitbringen und innerlich empfinden. Eltern sind demnach noch viel größere Vorbilder, als sie selbst glauben. Wären wir in der Lage, unseren eigenen Grundtonus zu halten, würde das dazu führen, dass das bei unseren Kindern auch länger gelänge oder die Grundspannung vielleicht sogar vollends bestehen bliebe.
Schon lange also, bevor das beginnt, was ich als (V)Erziehung bezeichne, beginnt die Verformung unseres Seins. Diese betrifft nicht nur die körperliche Ebene, sondern kann auch auf geistiger und besonders auf emotionaler Ebene geschehen. Alle drei Ebenen sind natürlich miteinander verbunden. Verformungen einer Ebene zeigen sich auch immer auf den beiden anderen. Den größten Ein-

fluss auf unser System haben jedoch emotionale Verformungen, da dort oftmals die meiste Energie steckt. Bekommt zum Beispiel ein Kind in der Schule eine schlechte Note und muss sich dazu tadelnde Worte des Lehrers anhören, geht es womöglich mit der für eine solche Situation typischen zusammengefallenen Körperhaltung nach Hause. Vermutlich ist es emotional kontrahiert, und vielleicht kommen begrenzende oder abwertende Gedanken auf, etwa »Ich bin nicht gut genug«, »Ich bin es nicht wert« oder »Ich werde nicht erreichen, was ich mir vornehme«. Wir haben uns dann auf emotionaler, körperlicher und geistiger Ebene kleingemacht. Ähnliches erleben wir natürlich auch als Erwachsene. Doch woran liegt das?

Impuls

Auf die körperliche folgt hier nun die emotionale Zentrierung. Dabei hilft uns die Atmung.

- Nimm die Körperposition ein, wie auf Seite 44 beschrieben.
- Halte die Hände so vor den unteren Bauch, dass die Handflächen zueinanderzeigen, als würdest du vor dir einen Ball oder Ballon halten.
- Atme durch die Nase ein, durch den Mund aus. Beim Einatmen bläst sich der Ballon auf, die Hände entfernen sich etwas voneinander. Beim Ausatmen drückst du den Ballon wieder zusammen. Dabei kann das Ausatmen hörbar werden – muss aber nicht.
- Beim Ausatmen kannst du mit der Empfindung arbeiten, dass Gefühle, die dich belasten, sanft mit ausgeatmet werden.

Normalerweise reichen drei bis neun Atemzüge zur Zentrierung. Je öfter du die Übung durchführst, desto weniger Atemzüge braucht es, weil die Erfahrung dann in die KörperIntelligenz gelegt ist.

Fast alle haben wir in der einen oder anderen Form die »Ich bin nicht genug«-Verformung. Und sehr wenige Menschen entfalten deshalb ihr volles Potenzial. Das liegt daran, dass wir äußere Ereignisse bereits als kleine Kinder auf uns selbst beziehen. Wenn Mama oder Papa schimpfen oder andere vermeintlich negative Emotionen zeigen, glauben wir, es läge an uns. Da wir anscheinend intuitiv erahnen, dass unser Überleben als Baby und Kleinkind zu hundert Prozent von unseren Eltern abhängt, haben wir gelernt, uns anzupassen und zu gefallen. Dies führt dazu, dass wir im Kern glauben, wir wären so, wie wir sind, nicht genug. Das ist der grundlegende Glaubenssatz, der ermöglicht, dass wir uns im Rest des Lebens, auch wenn wir dann nicht mehr mit unserem direkten Überleben von anderen abhängen, von außen verformen lassen.

Verformungen entstehen oft durch Beeindruckung. Im Fall unseres Schulbeispiels ist es die Institution Schule beziehungsweise die Lehrerin oder der Lehrer, die uns beeindrucken. Beeindrucken heißt in diesem Fall einfach nur, dass wir ihrer Aussage über unser Können beziehungsweise unsere Leistung mehr glauben als uns selbst. Die deutsche Sprache zeigt uns dabei wunderbar auf, was energetisch geschieht: Wenn wir be-ein-druckt sind, verformen wir uns derart, dass wir etwas von außen in unser System lassen. Der Druck von außen führt dazu, dass wir an der entsprechenden Stelle energetisch zurückweichen und etwas Fremdes in uns verbleibt. Über die Jahre hinweg kommen immer mehr Beeindruckungen in unser System, und wir sind immer weiter von uns selbst abgeschnitten. Ganz besonders lassen wir uns von großer Emotion, zum Beispiel in Form von Aggression, beeindrucken.

Jeder kennt Menschen, von denen man getrost sagen könnte »mit 30 Jahren gestorben, mit 80 beerdigt«. Anders ausgedrückt: Dass es ein Leben nach dem Tod gibt, kann man am Großteil der Bevölkerung sehen. Vielleicht haben wir selbst Anteile davon in uns. Wenn wir jedoch beginnen, wieder uns selbst zu spüren und präsent zu sein, kehren sich Verformungen von selbst um. Wie eine zerknüllte Plastikwasserflasche, in die man Luft pustet, dehnen wir uns wieder aus und richten uns innerlich und äußerlich auf. Wenn wir dann in Erfahrungen mit anderen Menschen gehen und uns in unserer KörperIntelligenz in Situationen neu erleben, fangen wir wieder an, unserem Grundzustand zu vertrauen.

DIE EIGENEN GRENZEN RESPEKTIEREN

Wir sind es kaum noch gewöhnt, unsere Grenzen zu achten. In unserer Welt ist es völlig normal, andere unsere Grenzen überschreiten zu lassen und dies selbst bei anderen zu tun. Eine solche Grenzüberschreitung kann auf gedanklich-intellektueller, seelisch-emotionaler oder körperlicher Ebene geschehen. So kommt womöglich der Chef am Geburtstag unseres Kindes kurz vor Feierabend in unser Büro und gibt uns eine Aufgabe, die ganz »wichtig« ist und sofort erledigt werden muss. Weil wir beeindruckt sind vom angeblichen Machtgefälle, lassen wir uns dies zähneknirschend gefallen. Ein anderes Beispiel für eine Grenzüberschreitung wäre der dominante Bekannte, der beim gemeinsamen Abend mit Freunden ständig andere Gesprächsteilnehmer unterbricht und deren Meinungen bewertet. Vom Drängeln und Hupen im Straßenverkehr während der Rushhour oder auf der Autobahn wollen wir hier erst gar nicht anfangen. Meist sind es jedoch wir selbst, die wir unsere eigenen Bedürfnisse nicht wahrnehmen und erfüllen. Wir leben in einer Gesellschaft, in der es zum Beispiel normal zu sein scheint, Kaffee zu trinken und sich ständig selbst anzutreiben, statt zu schlafen. »Arschengel« im Außen zeigen uns diesen Zustand einfach nur auf. Wenn wir uns aber selbst achten und unsere Grenzen respektieren, spiegeln uns das Menschen im Außen genauso wider. Wenn ich auf meine Bedürfnisse achte, sage ich selbstverständlich Ja zu mir selbst und wahre dadurch meine Grenze. Wenn ich eine Grenze durch ein Nein zum Gegenüber ziehen will, habe ich schon vorher meine eigenen Grenzen weit übertreten beziehungsweise übertreten lassen. Dann entsteht erst der Impuls, mich abgrenzen zu müssen.

Wir müssen, wenn wir unsere Grenzen wahren wollen, auf dreierlei Art für uns sorgen: Erst mal geht es darum, die eigenen Bedürfnisse zu ehren, zu achten und zu erfüllen. Dann geht es darum, eigene energetische Wohlbefindensreserven anzulegen, und dann erst darum, für die Menschen da zu sein, die zu uns kommen und Anforderungen an uns stellen. Mit einer »Augen zu und durch«-Mentalität, um Anerkennung zu bekommen, schaden wir uns immer selbst. Und um unsere Grenzen überhaupt wahrzunehmen, müssen wir langsamer werden. Erst wenn wir unser Leben und seine Situationen verlangsamen, nehmen wir unsere Grenzen deutlicher wahr. Dabei kann der heute weithin bekannte Ansatz der Achtsamkeit helfen, also eine präsente Aufmerksamkeit und eine offene und annehmende Haltung.

Grenzen, die wir durchbrechen (wollen), sind meist körperliche Grenzen. Doch die Welt des Höher, Schneller, Weiter stumpft uns ab. Unser Geist kann oft viel weiter und viel schneller als der Körper. Das Kokain beim Investmentbanking ist nur der Versuch, den Körper zu pushen und zu entgrenzen, um ihn an die Geschwindigkeit des Verstandes anzupassen. Wenn aber Verstand und Körper sich trennen, entsteht Burn-out.

Wir sind oft aus dem Verstand heraus Täter gegen uns selbst in dieser Abtrennung. Ständig versuchen wir, gesellschaftlichen Normen zu folgen und immer neue Grenzen zu überwinden. Wir spüren die Grenzen nicht und sind nicht mehr im Kontakt mit unseren Grenzen, zum Beispiel am Arbeitsplatz, beim Sex oder in Beziehungen. Dies kann oft traumatische Folgen für unser Nervensystem haben. Traumata sind jedoch immer auch körperlich und selbst wiederum die Grundlage für Kontaktlosigkeit und Taubheit und damit Objektivierung und Entgrenzung. So befinden wir uns in einer Schleife, in der Grenzenlosigkeit zu Trauma und Kontaktlosigkeit führt, was wieder mehr Entgrenzung bewirkt.

Dadurch, dass wir uns so an Grenzüberschreitungen jeglicher Art gewöhnt haben, haben wir teilweise bereits verlernt zu spüren, was und wo unsere Grenzen überhaupt sind. Wir haben an Sensibilität eingebüßt und sie durch partielle Taubheit eingetauscht, um im Alltag noch funktionieren zu können. Allerdings erlauben die langfristigen Effekte dieser Art der Überspannung und Kontraktion nur noch ein Funktionieren, kein wirkliches Leben, und wir verlieren mit jeder Grenzüberschreitung Energie. So müssen wir uns auch nicht wundern, dass wir abends völlig ausgelaugt nach Hause kommen, obwohl »gar nichts« passiert war. Gerade bei der Arbeit gehen Menschen ja häufig über ihre Grenzen, zum Beispiel wenn sie ihren Job zu sehr lieben. Dann brennen sie aus, denn Burn-out ist immer ein »Ich bin nicht gut genug«.

Gerade in der spirituellen Szene wird das Thema Grenzen oft und gerne besprochen. Es wird darauf gepocht, dass wir alle grenzenlos sein könnten, wenn wir es denn zuließen. Das stimmt allerdings nur auf einer bestimmten Ebene. In vielen Situationen kann diese Ansicht zu massivem Energieverlust führen. In einem spirituellen Seminarhaus hatten sich die Besitzer überlegt, dass sie keine Einzelzimmer mehr anbieten wollten, damit die Menschen mehr miteinander in Kontakt kommen. Ein an sich gut gemeinter Gedanke, aber eben nur, wenn die Menschen bereits vorher bei sich sind. Sind wir verformt und nicht präsent, kann es gerade bei intensiven Prozessen während eines Seminars sogar sehr abträglich und energiezehrend sein, wenn wir keinen Rückzugsraum haben.

»Wir müssen wieder lernen, klare Grenzen zu ziehen und öfter Nein zu sagen«, wird ebenfalls oft empfohlen, denn – so ein anderer häufig zu hörender Satz – »Burn-out bedeutet Ja sagen und Nein meinen«. Auch das geht im Kern in die richtige Richtung. Allerdings macht es, wie schon gesagt, einen großen Unterschied, ob wir unsere Grenze aus einem Nein zum Gegenüber heraus wahren oder aus einem Ja zu uns selbst. Ersteres beinhaltet eine Bewertung und ein Wollen und bedeutet somit Widerstand. Zudem schwingt dabei der Wunsch nach Schutz und Verschließen mit. Ein Ja zu mir selbst ist ein Akt der Annahme und Öffnung – und der Weg zu meiner ganz natürlichen Grenze.

Sage ich zum Beispiel eine Einladung ab, weil ich Zeit für mich brauche, nicht weil ich mein Gegenüber ablehne, entsteht die Grenze von selbst. Ich fülle dann meinen Raum wieder aus und bewohne ihn. Offenheit und Einssein ist nur aus Abgegrenztheit und einem klaren Raum heraus möglich, aber nicht in der Pseudospiritualität, wo sich alle ständig umarmen.

Grenzen können wir nur wahren, wenn wir uns wieder spüren. Das bedeutet, uns selbst wieder in unserer vollen Größe wahrzunehmen. Oft ist das Gegenüber bereits leicht in unser System eingedrungen, bevor wir es überhaupt bemerken. Ab einem bestimmten Punkt schaffen wir es dann nicht mehr, uns selbst zu finden, da wir uns bereits zu weit zurückgezogen haben und in die Defensive gegangen sind. Es ist also wichtig, dass wir anfangen, bewusst darauf zu achten, wann uns etwas oder jemand zu nahe kommt, wann uns etwas zu viel wird und wann wir anfangen, energetisch zu kontrahieren. In dem Moment, in dem wir das Eindringen wahrnehmen, sind wir bereits in der Verformung. Die typische Reaktion ist dann, dass wir versuchen, etwas an der Situation zu verändern, und dann zu viel dafür tun. Damit verstricken wir uns aber nur tiefer in die Situation. In dem Moment, in dem ich die Grenzüberschreitung jedoch nicht mehr bewerte und womöglich gar aktiv bekämpfe, sie also erst einmal annehme, finde ich mich selbst wieder und komme in meine Präsenz, ganz egal, wie weit die andere Energie bereits in meinem System ist. Wenn wir also den Punkt, an dem uns etwas zu nahe kommt, kennen und spüren, können wir einfach in unseren präsenten Grundtonus gehen und beginnen, uns wieder wohlzufühlen. Wir stehen dann einfach zu uns, sagen unserem Chef ganz ruhig und entspannt, dass wir für die Aufgabe keine Zeit haben, und wahren unseren Raum. Für die andere Energie ist dann ganz simpel kein Platz mehr in unserem System. Oft sind wir überladen mit Dingen, Aktivitäten und sogar Aufträgen, die wir eigentlich gar nicht möchten. Wir sagen oft Ja aus Angst, eine Absage könnte bedeuten, dass man uns nicht mehr mag. Wenn wir uns jedoch für unsere Herzensprojekte entscheiden und somit Ja zu uns sagen, kann es vorkommen, dass sich unser Gegenüber fast schon bei uns entschuldigt dafür, überhaupt angefragt zu haben.

Auch wir selbst übertreten oft bewusst oder unbewusst die Grenzen anderer. Meistens tun wir das, weil wir etwas von ihnen wollen. Doch hier gilt der Satz: »Weil ich nichts vom anderen will, kann ich alles von ihm haben.«

Das System unseres Gegenübers merkt sofort, ob wir seine Grenze wahren, und öffnet sich neugierig, wenn es spürt, dass kein Drängen, kein Wollen und keine Manipulation da ist.

Der andere folgt dann automatisch meiner Energie, die sich bewegt. Ähnliche Erfahrungen kennen wir aus der Liebe: Wenn wir jemanden unbedingt haben wollen, schreckt das sie oder ihn oft ab. Wenn wir jedoch absichtslos und ohne dem anderen hinterherzurennen an die Sache rangehen, werden wir plötzlich attraktiv.

Oft scheint es jedoch viel leichter zu sein, das zu tun, was uns jemand vorgibt, statt uns selbst zu folgen. Das ist ein Widerspruch, an dem manche hängen bleiben. Er hängt eng mit der Thematik Selbstverantwortung zusammen, die wir im weiteren Verlauf des Buches noch behandeln werden.

Erfahrungsbericht

Nun sind es schon über zehn Jahre, dass K. I. mein Leben berührt und bewegt. In dieser Zeit habe ich gelernt und gelehrt. Neben der persönlichen Beziehung zu Karl sind es die Erfahrungen außerhalb der »Matte« in meiner Arbeit als Pädagoge und Kindergärtner, die mich am stärksten bewegt haben – nämlich live mit-zu-erleben, wie Kinder K. I. auf völlig natürliche Weise leben.
In K. I.-Seminaren konnte ich über die Jahre hinweg so viele Erfahrungen sammeln, wie ich brauchte. Als Pädagoge und Kindergärtner habe ich meistens direkt nach den Seminaren den Übertrag in den Alltag gelebt, viel experimentiert und viele, viele Erfahrungen außerhalb des geschützten Seminarraumes gemacht. Später dann habe ich ein eigenes K. I.-Basis-»Training« angeboten und durch das Vermitteln noch viel mehr über mich und K. I. gelernt.
Auf dieser Grundlage habe ich schließlich K. I.-Fortbildungen für Pädagogen und Familien entwickelt. So konnte ich die Erfahrungen teilen und möglichst vielen Menschen, die mit (Klein-)Kindern im Kontakt sind, zugänglich machen. Aus meiner Berufspraxis weiß ich, dass wir körperIntelligent geboren werden. Wenn wir in den ersten, prägenden Jahren liebevolle Begleitung erfahren, kann sich dieses innere Wissen festigen, bleibt als Grundqualität erhalten und kann sich dann in mannigfaltigen Situationen zeigen und weiter entfalten.
Einen Alltag ohne K. I. kann ich mir nicht mehr vorstellen! Manches auf dem Weg dahin hat mich aus der Mitte geworfen, doch auch näher zu mir selbst geführt, sodass ich heute mit voller Inbrunst sagen kann: Ich lebe ein erfülltes Leben!

Heno

DENKEN IST ZU WENIG

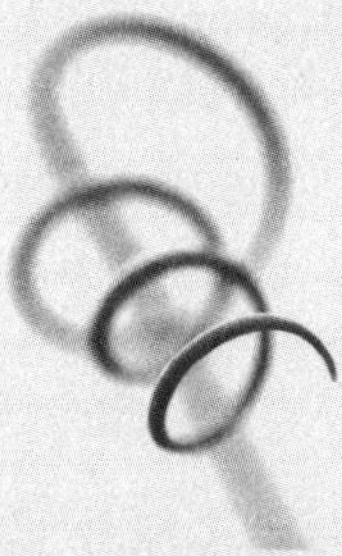

Wenn wir unseren Verstand richtig einsetzen, ihn also nicht überbetonen, kann er unsere KörperIntelligenz unterstützen.

DER VERSTAND – UNTERSTÜTZER ODER BLOCKIERER?

Wir haben den Verstand nun schon an mehreren Stellen als möglichen Verhinderer der KörperIntelligenz erwähnt. Und tatsächlich ist es eben oft der Verstand, der dafür sorgt, dass wir entweder aus unserem Grundtonus herausfallen oder nicht hineinkommen. Es ist jedoch nicht der Verstand als solcher, der uns im Wege steht, sondern die Art, wie wir ihn benutzen. Der Verstand kann, wenn er nicht überhandnimmt, der beste Unterstützer sein. Es ist sogar ohne ihn überhaupt nicht möglich, vollends aus der KörperIntelligenz heraus zu handeln. In der Gleichzeitigkeit und Gleichwertigkeit mit Körper und Seele ist der Geist viel mehr als Verstand. Im Ungleichgewicht dagegen verkümmert er zum reinen Verstand.

Liegt eine herausfordernde Aufgabe vor mir, kann ich sie als schwer und anstrengend bewerten. Dadurch, dass unsere Neurologie uns völlig neutral unterstützt, tut sie nun alles, um diesen mentalen Input zu bestärken. Wenn wir denken, dass etwas schwer sei, tut unser Gehirn alles, um dies im Sinne einer sich selbst erfüllenden Prophezeiung zu bestätigen. Gedanken sind sehr oft Beschreibungen und vor allem Bewertungen von Situationen. Neurologisch gesehen sind sie Befehle an unser Gehirn. Der Gedanke »Puh, ist das schwer« ist also der Auftrag an mich selbst, mir zu beweisen, dass genau das der Fall ist. Das Hirn möchte uns quasi darin unterstützen, recht zu behalten. Gebe ich meinem Gehirn jedoch einen anderen Input, setzt es diesen genauso um. Wenn also der Befehl lauten würde: »Ich mache das gerade noch zu Ende und gehe dann spazieren«, entspannen wir uns automatisch und gehen mit Leichtigkeit durch die Situation, da wir einfach das tun, was gerade dran ist. Unsere Neurologie unterstützt das ebenfalls. Je mehr wir den Gedanken, dass etwas an der Zeit ist, zu unserer Wahrheit machen, desto leichter geschehen die Dinge von allein.

Damit der Verstand uns unterstützt und nicht blockiert, müssen wir ihm eine Begründung liefern, warum eine bestimmte Handlung gerade jetzt dran ist. Sobald uns etwas als unsinnig oder überflüssig erscheint, ist zumindest unser Verstand bereits aus der Situation ausgestiegen. Das ist einer der Gründe, warum Menschen viele Aufgaben, Anforderungen und To-Dos in unserer heutigen Welt schwerfallen. Auch wenn wir uns das bewusst vielleicht nicht eingestehen, merken wir, dass die Sinnhaftigkeit unseres Handelns oft fraglich ist. Warum dieser oder jener Report erstellt werden soll oder warum bestimmte Prozesse in Konzernen so und nicht anders laufen, bleibt oft schleierhaft. Wenn unsere Tätigkeit jedoch derart weit entfernt vom Endergebnis angesiedelt ist, dass wir entweder unsinnige Dinge tun oder keine Wirksamkeit mehr spüren, entwickeln wir ein energetisches Leck. Wenn ich den ganzen Tag Bremsen zusammenschraube, hat das sehr wenig mit dem Fahrgefühl eines Autos zu tun. Ein Kind baut eine Sandburg nicht, weil es sich davon Anerkennung oder finanziellen Gewinn verspricht, sondern einfach, weil gerade die Zeit ist, eine Sandburg zu bauen. Es ist der direkte Ausdruck seines derzeitigen Seins. Im Gegensatz zum bewertenden Gedanken kommt die neutrale Begründung ohne jeglichen Start- oder Stoppimpuls aus und fügt sich sanft in den natürlichen Lauf der Dinge ein (siehe dazu auch Seite 60 bis 62). Wenn die K. I. in einer Situation trotzdem nicht zu wirken scheint, liegt dies – wieder einmal – daran, dass wir zu viel machen. Wenn ein Teil von uns immer noch glaubt, dass wir uns anstrengen müssten, um ein bestimmtes Ergebnis zu erreichen, setzen wir unsere Kräfte gegen etwas ein.

Die Beweggründe unseres Handelns müssen vor allem sinnhaft sein. Sie sollten nicht gegen oder wegen einer Begebenheit oder eines Menschen existieren, sondern neutral die Bewegung unseres Lebens unterstützen.

Sobald ein Ich-Muss dabei ist, sind wir in einer mentalen Fixation und somit in der Überspannung. Dadurch blockieren wir Energie, die uns in der gegebenen Situation zum freien Handeln nicht zur Verfügung steht. Insbesondere wenn eine Situation vermeintlich schwieriger ist als alles, was wir bisher gemeistert haben, tendieren wir dazu, mehr als nötig zu machen und uns mehr anstrengen zu wollen. Unser Verstand sagt uns, dass wir uns der Situation und ihrer angeblich höheren Schwierigkeit anpassen müssen. Doch dadurch wird das Problem erst zum Problem. Wenn ich jedoch der »schwierigeren« Situation die Bewertung entziehe, mich entspanne, bin ich nicht weniger leistungsfähig als mit Anstrengung, sondern mehr und erreiche einen höheren Freiheitsgrad. Wenn ich eine Situation von Anfang an annehmen kann, bin und bleibe ich frei.

Das Großartige dabei ist, dass niemand anderes bestimmen kann, wie wir eine Situation bewerten und gestalten. Es sind immer wir selbst, die die Kraft und das Potenzial dazu haben. Im Moment einer Bewertung geben wir unsere Kraft und unser Potenzial an die Situation oder das Gegenüber ab. Dann erzählen wir uns selbst, dass wir uns anstrengen müssen, da das Gestaltungspotenzial nicht mehr bei uns liegt und wir uns so unserer Kraft beraubt haben. Wenn wir jedoch nicht bewerten und somit bei uns bleiben, gibt es keinerlei Grund, sich anzustrengen. In dem Moment, in dem ich mich aufrichte, zu mir komme und in meiner Kraft bin, verschiebt sich die Energie: Sie geht weg vom Problem und hin zu mir. Dabei werde ich größer, und das Problem wird ganz automatisch kleiner.

Es gibt ein Prinzip, das wir nutzen können, um unseren Verstand zum Unterstützer unseres Handelns zu machen. Dieses wurde Ende der 1960er-Jahre im Rahmen des Konstruktivismus unter anderem von dem heute weltweit bekannten Professor Paul Watzlawick an der Stanford University in Kalifornien entwickelt. Sein ebenso bekanntes Buch »Wie wirklich ist die Wirklichkeit?« fasst zusammen, wie wir selbst unsere eigene Wirklichkeit konstruieren.

REFRAMING ODER DIE ÜBERLISTUNG DES VERSTANDS

Der Konstruktivismus geht davon aus, dass wir mit unseren Gedanken und Gefühlen sehr stark an der Schaffung der Realität beteiligt sind. Daraus haben sich dann konstruktivistische Therapieformen entwickelt, die man Reframing nennt. Innerhalb einer solchen Therapie werden neue Bezugsrahmen gesetzt, um Patienten aus Situationen zu helfen, die sie selbst als schwierig erachten. In dem Moment, in dem sich unser ganzer gedanklicher Kontext verändert, steht uns die vormals blockierte Energie wieder zur Verfügung. Wenn ich zum Beispiel in der Familie oder bei der Arbeit davon ausgehe, dass andere mir etwas Böses wollen, sehe ich überall Gefahren und reagiere emotional entsprechend darauf. Wenn ich aber davon ausgehe, dass andere vielleicht nur schüchtern sind oder aus anderen Gründen nicht in Kontakt treten, ändert sich mein Verhalten. Ich merke das dann oft gar nicht an mir selbst, sondern an der Reaktion und dem Verhalten der anderen.

Wenn wir unseren Verstand nicht beschäftigen, beschäftigt er sich selbst, wie wir oben gesehen haben. Die Beschäftigung, die sich der Verstand selbst sucht, ist das Kreieren von Problemen, die er dann lösen kann. Dies erinnert an das Spiel mit einem Zauberwürfel: Er wird zuerst total verdreht, nur um ihn dann wieder in seinen Grundzustand zurückversetzen zu können. In seiner extremsten Form kann das Erschaffen von Problemen zu ernsthaften Krankheiten oder Störungen führen.

Wir müssen allerdings aufpassen, dass wir das Reframing nicht zu wichtig nehmen, da wir sonst wieder in einer mentalen Fixierung landen. Denn: Denken reicht nicht. Nur im Spüren sind Körper, Geist und Seele gleichwertig und gleichzeitig miteinander verbunden. Der dazugehörige Gedanke ist dabei nur ein Teil des Spürens. Wir können so viel wir wollen an irgendetwas denken, wenn wir es nicht spüren, passiert wenig bis gar nichts. Vor allem aber verlieren wir Energie, da unsere Anteile im Ungleichgewicht sind. Wenn wir zum Beispiel visualisieren, ohne dabei etwas zu empfinden, ist das nur eine mentale Verhaftung, bei der gleichzeitig eine starke emotionale Aufladung erzeugt wird, die nichts mit Impulsen aus der Tiefe zu tun hat. Die Gefahr ist, dass wir denken, wir würden etwas spüren, sind dabei jedoch mit unserem Bewusstsein noch vollständig im Kopf. Ein Strohfeuer brennt kurz und intensiv, eine ewig brennende Flamme ist weniger spektakulär, aber beständig. Letztere entspricht einer Empfindung von Getragensein Klarheit und der Kreativität, sich individuell auszudrücken.

Oft wird im Kontext von Visualisierung indirekt wieder die »Du musst dich nur genug (mental) anstrengen, dann erreichst du es«-Doktrin verbreitet. Dabei ist jegliche Motivation von außen doch nur die berühmte Karotte, die man dem Esel vorhält, die er aber nie erreichen kann. Im Gegensatz zur Visualisierung als mentaler Fixierung (Überbetonung des Verstands) ist künstliche Motivation ein Übermaß an emotionalem Wollen (Überbetonung des emotionalen Anteils). Dies trennt uns von unserer Kreativität und bringt uns vom Weg unserer Seele ab. Beides sind Unterbetonungen des Körpers. Jedes Empfinden ruft einen dazugehörigen Gedanken hervor, Gedanken erzeugen aber nicht zwangsläufig ein Empfinden.

WIE IST DAS MIT DEM FREIEN WILLEN?

Ich spreche aus vielen Jahren Erfahrung, wenn ich sage, dass Gedanken immer nur die Oberfläche unseres Seins erreichen. Um unter diese Oberfläche zu gelangen, brauchen wir Empfindungen und Emotionen. In meinen Seminaren kommt in diesem Kontext oft die Frage nach dem freien Willen auf. Wir sind alle sehr stolz darauf, ihn zu besitzen, und verbinden den freien Willen oft mit einem Bewusst-

werdungsprozess: Je bewusster ich bin, desto weniger bin ich vom Unbewussten – also dem, was unter der Oberfläche liegt – gesteuert und desto freier ist mein Wille.
Ich sehe das etwas anders, denn erst Unterschiede beziehungsweise Bewertungen machen einen freien Willen notwendig. Erst wenn das eine besser ist als das andere, brauchen wir einen freien Willen, um uns zu entscheiden. Wenn wir eine Situation als besser bewerten als eine andere, gehen wir von einem Mangel aus. Daraus folgt der Wunsch nach freiem Willen. Wenn ich aber bereits von Anfang an in der Fülle aufgehoben bin und einen hohen Freiheitsgrad habe, brauche ich auch keinen freien Willen, denn ich bin ja schon frei. Diese Freiheit kommt durch unsere innere Empfindung, die sich in die äußere Situation übersetzt. Ich werde dann auf einmal frei von der äußeren Gegebenheit. Das bedeutet, wenn wir unbewusst leben, werden wir von Wünschen und Vermeidungsstrategien unseres Egos geleitet und haben dadurch keinen freien Willen, wenn wir bewusst leben, dann empfangen wir deutlich die tiefen wertvollen Impulse aus unserem Wesen. Diese fühlen sich so gut an, dass wir nicht mal auf die Idee kommen würden, sie abzulehnen. Anders ausgedrückt: Wer unbewusst lebt, hat keinen freien Willen, wer bewusst lebt, braucht keinen freien Willen.

JETZT-DENKEN ODER NACH-DENKEN

Eine einfache K. I.-Regel lautet: »Nachdenken verhindert Spüren.« Sobald wir beginnen, über etwas nachzudenken, verlieren wir den Kontakt zu uns selbst und sind vom Spüren abgeschnitten. Dieses Nachdenken kann die Form einer einfachen Bewertung wie »bedrohlich« annehmen oder die eines analytischen Gedankens. Dabei werden wir energetisch, körperlich, mental und emotional total eng.

Denken ist an sich förderlich, aber nur wenn wir es richtig tun. Die meisten Menschen sind allerdings kaum mehr in der Lage, ihren Geist kreativ und frei zu nutzen. Viele können aufgrund ihrer sozialgesellschaftlichen Prägung nicht mehr denken, sondern nur noch nachdenken. Doch genau hier liegt das Problem.

Wenn wir als ganzer Mensch mit Körper, Geist und Seele gleichzeitig und gleichwertig Erfahrungen machen, taucht mit jeder Situation gleichzeitig ein Gedanke auf. Er gehört zu uns und macht uns vollständig. Wir haben jedoch lange trainiert, solche Gedanken festzuhalten, über die Situation nachzudenken und sie von allen Seiten zu beleuchten. Während das Denken Teil meines ganzheitlichen Erlebens der Welt ist, schneide ich mich durch das Nachdenken vom Spüren und der Situation ab. Nicht das Denken ist also das Problem, sondern vielmehr das Nachdenken.

Beim Denken sind die Gedanken im Fluss, ich hafte nicht an ihnen an und nehme sie manchmal auch gar nicht so ernst. Beim Nachdenken hingegen versuche ich meist, über das Denken ein Problem zu lösen, und befinde mich somit in einem mentalen Widerstand gegen das, was ist. Die deutlichste Form dessen ist das Grübeln, dabei wird die Energie schwer und stockend.

Wenn ich über das, was ich gerade gespürt habe, nachdenke, kann ich dem gerade Gespürten nicht mehr vertrauen, weil ich es nun durch den Filter meiner vergangenen Erfahrungen betrachte. Ich habe also die Ebene des Realen verlassen und bilde nun Bewertungen anhand meiner Vergangenheit. Denken spielt sich im Jetzt ab, Nachdenken jedoch beinhaltet immer auch die Vergangenheit. Damit befinde ich mich aber in der Fiktion. Die Vergangenheit ist nämlich nicht in der gleichen Art und Weise real, wie es die Gegenwart ist, da wir sie in unserem Gehirn rekonstruieren. Wie präzise oder wie hilfreich dieser Vergangenheitsfilter ist, sei einmal dahingestellt. Das Prinzip wirkt jedoch auch umgekehrt: Spüren verhindert Nachdenken. Wenn nämlich ein Gedanke entsteht und ich nicht ins Nachdenken, sondern stattdessen wieder ins Spüren komme, entsteht sofort der nächste Gedanke. Bleibe ich im Spüren und kommt der nächste Gedanke, dann bin ich immer im Jetzt-Denken und nicht im Nach-Denken. Somit verhindere ich diese mentale Schleife des Nach-Denkens, die alles durch den Filter unserer Vergangenheit bewertet und dadurch alte Probleme neu aktiviert, vergrößert oder gar durch zusätzliche Energie verstärkt und somit erneut erzeugt. Diese Welten der Hyperreflexion verschwinden durch unsere Körpergegenwärtigkeit sofort.

Ein Beispiel: Deine Partnerin tut etwas, was du in einer vergangenen Beziehung schon einmal erlebt hast. Sagen wir, sie möchte am Wochenende lieber Zeit mit einem Freund verbringen, als mit dir einen Ausflug zu machen. Wenn du nun anfängst nach-zudenken, schaust du nicht mehr frei auf die Situation, sondern verbindest sie mit einem vergangenen Schmerz und einem Gefühl von Ablehnung. Wenn du jedoch das Spüren der Situation zulässt und die auftretenden Gedanken fließen lässt, bleibt die Energie beweglich, und du hast die Chance, neugierig eine neue Erfahrung zu machen.

Man könnte sagen, dass unser Verstand beim Nachdenken etwas in eine Schublade sortiert, die er bereits kennt. Es kommen dann Gedanken wie »Das, was du jetzt zu mir sagst, hat früher schon immer meine Mutter zu mir gesagt, und ich habe mich so geschämt.« Damit entsteht eine Emotion, die die alte Blockade reaktiviert und mit unnötig viel Energie auflädt. Das geschieht dann beim Nachdenken beziehungsweise Bewerten jedes Mal, bis ein Problem irgendwann in unserer Wahrnehmung so viel Platz einnimmt, dass es uns sogar lähmen kann. Ein Problem am Arbeitsplatz zum Beispiel kann durch immer wieder auftretende Muster so weit eskalieren, dass Menschen sich krankmelden und panische Angst entwickeln, wenn sie nur an die belastende Situation denken.

Folgendes Modell aus der Gehirnforschung verdeutlicht, wozu der Verstand in der Lage ist und wozu nicht. Es beschreibt, wie wir unsere Lebensrealitäten erleben, filtern und zusammensetzen. Dabei wird auch das Thema des freien Willens noch mal verdeutlicht. Doch beginnen wir am Anfang, bei unserer Wahrnehmung. Der Mensch ist ein wahrnehmendes Wesen. In jeder Sekunde unseres Daseins nehmen wir eine ungeheure Menge an Informationen, genauer circa 100 Milliarden Bits, in unser System auf.
Nun kommt unser Verstand hinzu, und schon tritt die erste Limitierung auf. Der Verstand ist nämlich nicht in der Lage, sich mit der enormen Informationsmenge bewusst auseinanderzusetzen. Wenn er sein Limit voll ausschöpft, dann schafft er es gerade mal, sich pro Sekunde mit ungefähr 50 Bits an Informationen zu beschäftigen. Von diesen 50 Bits werden sieben im Bewusstsein und 43 im Unterbewusstsein verarbeitet. Voll bewusst verarbeiten wir also nur sieben Bits von dieser riesigen Gesamtmenge an Informationen. Vielleicht führt dieses Wissen über die Beschränkungen unseres Verstandes ja schon dazu, dass wir ihn nicht mehr ganz so wichtig nehmen und mehr auf die K. I. achten.
Die nächste Begrenzung ist jedoch noch bedeutender. Unser Verstand beschäftigt sich grundsätzlich nur gerne mit Dingen, die er bereits kennt. Das heißt, von den 100 Milliarden Bits sucht er sich in jeder Sekunde dieselben 50 aus, weil sie schon bekannt sind. Dadurch entsteht das Gefühl von Festhalten, Sicherheit und Kontrolle über die Welt. Damit ein neues Informationsbit verarbeitet werden kann, muss es innerhalb sehr kurzer Zeit mindestens siebenmal auftreten. Dann geht der Verstand seine 50 Bits durch wie ein Computerprogramm, entfernt gespeicherte Informationen, die schon länger nicht mehr gebraucht wurden, und nimmt dann mehr oder weniger widerwillig die neue Information in die Verarbeitung auf. Allein

das macht deutlich, dass Lebensproblematiken grundsätzlich nie mit dem Verstand zu lösen sind, weil dieser sich wie eine Schlange in den eigenen Schwanz beißt und die Vergangenheit reproduziert.

Nun folgt die dritte Limitierung des Verstandes. Aus diesen 50 Bits wählt der Verstand nun 85 Prozent Information aus, die wir über die Augen wahrnehmen. Warum ist das eine Limitierung? Weil unsere anderen Sinne dabei total vernachlässigt werden. Dabei ist unser Sehsinn sogar der schwächste von allen Sinnen. Unser Hör-, Riech- oder Tastvermögen zum Beispiel sind viel feiner ausgebildet. Dazu kommt nun noch zusätzlich, dass nur 15 Prozent der Informationen, die wir über die Augen aufnehmen, der gegenwärtigen Realität entsprechen. Die restlichen 85 Prozent setzt der Verstand aus der Vergangenheit zusammen.

Eine kleine, natürlich völlig hypothetische Geschichte jenseits aller Klischees macht dies deutlich. Die Frau ist in die Stadt gefahren, um Einkäufe zu erledigen. Sie kommt zurück und klingelt an der Tür. Sie hat zwar einen Schlüssel, doch der Mann läuft gerne die zwei Stockwerke nach unten und öffnet. Sie steht an der Tür und strahlt ihn an. Es beschleicht ihn das dumpfe Gefühl, dass sie irgendetwas von ihm erwartet, er weiß aber nicht, was. Er bleibt sicherheitshalber erst mal stumm, und es vergehen ein paar Sekunden. Sie fragt ihn schließlich: »Und, was sagst du?« Und weil er nicht weiß, was sie meint, bleibt er weiter stumm. »Siehst du nichts?«, fragt sie weiter. »Nein, ehrlich gesagt, sehe ich wirklich nichts.« Es stellt sich heraus, dass sie beim Friseur war. Und es ist dabei nicht mal gelogen, dass er nichts sieht, sondern es verhält sich einfach so, dass die Veränderung nicht in seine gegenwärtig aktive Wahrnehmung durchgedrungen ist, da diese zu großen Teilen aus der Vergangenheit besteht. Dieser Begebenheit liegt eine neurologische Tatsache zugrunde.

Zum Thema Limitierung kommt noch hinzu, dass wir immer nur einen Gedanken denken können. Wir können nicht gleichzeitig zwei verschiedenen Gedanken nachgehen, auch wenn viele Menschen das glauben. Tatsächlich verhält es sich so, dass wir nur blitzschnell zwischen verschiedenen Gedanken hin und her springen.

PROBLEME UND IHR EIGENLEBEN

Oft beobachte ich in meinen Seminaren Situationen, in denen der Verstand uns erzählt, wir seien wunderbar in der KörperIntelligenz und würden uns spüren. Der Körper spricht jedoch teils eine andere Sprache. Dies liegt daran, dass es für den Verstand nur darum geht, eine Situation souverän zu meistern. Als Problemlöser Nummer eins möchte er sich um jede mögliche Aufgabe kümmern. Es kann beispielsweise geschehen, dass wir gut bei uns sind und uns spüren. Dann allerdings schaltet sich der Verstand ein, der uns sagt, dass er das noch einmal schaffen kann, und erzählt uns, dass wir uns nun genauso gut spüren wie eben. Durch diesen Eingriff des Verstandes landen wir allerdings wieder in der Vergangenheit, da wir darüber nachdenken, wie gut wir uns eben gespürt haben. Das schneidet uns jedoch sofort vom jetzigen Spüren ab.

Ich arbeite mit einer Sichtweise auf Probleme, die lautet: Eine Tatsache ist erst dann und nur dann ein Problem, wenn ich daraus ein Problem mache, das heißt, wenn ich sie bewerte. Der zweite Teil meiner Definition von Problem ist jedoch noch wichtiger: So richtig zum Problem wird das Problem erst dann, wenn ich versuche, es zu lösen. Wir haben zeit unseres Lebens gelernt, man müsse sich möglichst sofort und möglichst intensiv um auftretende Probleme kümmern. Wenn wir dabei jedoch eines der zentralen energetischen Prinzipien berücksichtigen, nämlich »Energie folgt der Aufmerksamkeit«, merken wir schnell, dass es da einen Haken gibt. Dort, wo wir unsere Aufmerksamkeit hinwenden, bewegt sich also auch die Energie hin. Da wir jedoch Aufmerksamkeit oft mit Konzentration verwechseln und uns auf das Problem konzentrieren, wird die Energie vom Problem sogar gebunden und fixiert. Und wenn wir uns nun auf ein Problem konzentrieren und es dadurch mit unserer Energie anfüllen, wächst das Problem sogar noch und wird immer größer. Und je mehr wir von unserer Energie in Problemen binden, desto weniger steht uns für unseren kreativen Ausdruck im Leben zur Verfügung. Es wäre also äußerst interessant, was mit uns energetisch geschieht, wenn sich die Aufmerksamkeit oder gar Konzentration der ganzen Menschheit auf ein einziges Problem richten würde. Könnte es sein, dass dabei ein Großteil unseres menschlichen Potenzials gebunden wird? Dies ist durchaus der Fall. Man kann dieses Phänomen zum Beispiel beobachten, wenn über Monate hinweg über ein einziges Problem gesprochen wird. Nachrichten, Radio, Talkshows und Ähnliches scheinen sich dann um nichts anderes mehr zu drehen. Es wird geredet, geredet und geredet, und es scheint, als ob das Problem immer unüberwindbarer würde.

Energetisch gesehen gilt jedoch das Prinzip: »Man darf nicht da sein, wo das Problem ist.« Es geht dabei natürlich weder um Verdrängung noch um eine Vogel-Strauß-Mentalität bei der ich den Kopf einfach in den Sand stecke. Es geht vielmehr darum: Wenn beispielsweise jemand meinen Arm festhält, kann ich mit meiner Aufmerksamkeit und Energie entweder bei dem Schmerz und dem Angriff oder dem Angreifer sein – oder bei mir selbst, indem ich einfach meinen Arm spüre. Und wenn wir uns als Menschheit angesichts eines globalen »Problems« wieder auf uns selbst besinnen würden und wieder das täten, was uns als Menschen wirklich innerlich entspricht, würde sich manches Problem in kürzester Zeit verflüchtigen. Entsprechend lesen wir auch schon bei Laozi: »Wer das Reich ändern möchte, der ändere die Stadt. Wer die Stadt ändern möchte, der ändere das Dorf, wer das Dorf ändern möchte, der ändere die Familie, und wer die Familie ändern möchte, der ändere sich selbst.«

Impuls

Nach der körperlichen und emotionalen Zentrierung nun der dritte Aspekt der Übung, die mentale Zentrierung.

- Du bist weiterhin in der Grundhaltung (siehe Seite 44), die Augen sind weich und weit geöffnet.
- Jetzt senkst du den Kopf und schaust zum Boden. Dann hebst du ihn und schaust zur Decke. Schließlich bringst du den Kopf wieder in die Ausgangsstellung und schaust leicht über den Horizont.
- In deinem Empfinden lässt du deinen Blick beim Runterschauen bis zum Mittelpunkt der Erde fallen. Wenn du nach oben schaust, blickst du in deiner Empfindung durch die Decke in einen kristallblauen Himmel. Beim Schauen nach vorne machst du deinen Blick weit und offen und schaust durch Wand oder Fenster weit in den Horizont hinein.

Das Ganze führst du dreimal durch. Dann kannst du dich wieder bewusst lösen und wohlfühlen.

Die folgende alte Geschichte aus China veranschaulicht den nicht bewertenden, bei sich bleibenden Umgang mit »Problemen«: In einem Dorf lebte ein Bauer, der hatte ein Pferd. Und weil er der einzige Bauer im Dorf war, der ein Pferd hatte, sagten die Leute im Dorf: »Oh, so ein schönes Pferd, hast du ein Glück!« Und der Bauer antwortete: »Wer weiß?!«

Eines Tages, keiner weiß, weshalb, brach das Pferd des Bauern aus seiner Koppel aus und lief weg. Am Abend standen die Dorfbewohner am Zaun der leeren Koppel, manche grinsten ein bisschen schadenfroh und sagten: »Oh, jetzt ist sein einziges Pferd weggelaufen. Jetzt hat er kein Pferd mehr, der Arme!« Der Bauer hörte das wohl und murmelte nur: »Wer weiß?!«

Ein paar Tage später sah man morgens auf der Koppel des Bauern sein schönes Pferd, wie es mit einer wilden Stute im Spiel hin und her jagte: Sie war ihm aus den Bergen gefolgt. Groß war der Neid der Nachbarn, die sagten: »Oh, was hat der doch für ein Glück, der Bauer!« Der sagte nur: »Wer weiß?!«
Eines schönen Tages im Sommer stieg der einzige Sohn des Bauern auf das Pferd. Das halbe Dorf schaute zu, wie er stolz auf dem schönen Pferd ritt, und die Leute sagten: »Ach, wie hat der es gut!« Aber plötzlich schreckte das Pferd, bäumte sich auf, und der Sohn, der einzige Sohn des Bauern, fiel hinunter und brach sich das Bein. Und die Nachbarn schrien auf und sagten: »Oh, der arme Bauer! Sein einziger Sohn! Ob er jemals wieder wird richtig gehen können?« Aber der Bauer sagte nur: »Wer weiß?!«
Kurze Zeit später schreckte das ganze Dorf aus dem Schlaf, als die Soldaten des Herrschers angeritten kamen. Sie holten alle Jungen und Männer aus dem Bett, um sie in den Krieg mitzunehmen. Der Sohn des Bauern konnte nicht mitgehen. Und so mancher saß daheim und sagte: »Was hat der für ein Glück!« Aber der Bauer murmelte nur: »Wer weiß?!«
Die Geschichte des chinesischen Bauern zeigt eindrucksvoll, dass wir mit unserem bewertenden Verstand das große Gefüge des Lebens gar nicht überblicken können. Meine Lebenserfahrung sagt mir jedoch, dass wir im Kontakt und im Fluss mit dem Leben sind, wenn wir im Vertrauen bleiben und im Gleichmut.

WARUM KONZENTRATION NICHTS BRINGT

Da wir nun schon öfter über Konzentration gesprochen haben, wollen wir hier noch genauer darauf eingehen. Machen wir es kurz: Konzentration ist ein immenser Energieräuber. Konzentration fixiert uns total, wie das Wort schon sagt. Es kommt aus dem Lateinischen und bedeutet »Zusammenziehung«. Konzentration der Energie heißt, dass wir jegliche Gleichzeitigkeit und Gleichwertigkeit verlieren und abgesehen vom willentlichen Fokus unserer Konzentration völlig abwesend sind. Kreativität, Leistungsfähigkeit, Stabilität und ein größerer Freiheitsgrad sind allerdings nur möglich, wenn wir gänzlich anwesend im Körper sind. Das nennt man dann Aufmerksamkeit. Der Verstand kann nicht spüren. Konzentration ist jedoch ein reines Attribut des Verstandes. Es ist unser Verstand, der sich auf etwas konzentriert. Unser Körper oder unsere Seele können sich gar nicht konzentrieren. Konzentration ist gleichzusetzen mit mentaler Fixierung, weil ich, wenn ich konzentriert bin, nur in einem Anteil aktiv bin. Das kennen wir wohl alle: Wir versuchen, den ganzen Tag lang konzentriert zu sein, und wundern uns abends, wie erschöpft wir sind. Wir merken auch, wie uns Konzentration anstrengt. Lärm und andere Ablenkungen stören unsere Konzentration schnell, und wir müssen lange trainieren, um uns besser konzentrieren zu können. Konzentration ist auch etwas, was Kindern oft alles andere als leichtfällt. Es ist uns also nicht in die Wiege gelegt worden, uns zu konzentrieren.

Konzentration und Kreativität schließen sich aus.

Schule fand ich fürchterlich. Wir wurden gezwungen, ewig zu sitzen und uns auf ein Thema zu konzentrieren. Es gibt inzwischen immer mehr Kinder und Jugendliche, die damit nicht zurechtkommen. Seit einigen Jahren haben wir nun einen tollen Ausdruck dafür, nämlich Aufmerksamkeitsdefizit-Syndrom Man meint damit, dass Schüler angeblich nicht aufmerksam seien. Das ist jedoch ein Trugschluss, denn worum es geht, ist, dass sie sich nicht konzentrieren wollen, weil sie noch spüren, wie sehr sie das begrenzt. Ich habe eine Zeit lang intensiv mit vielen von diesen Kindern und Jugendlichen gearbeitet und dabei immer feststellen müssen, dass ihre fehlende Fokussierung mit Konzentration, nie mit Aufmerksamkeit zu tun hat. Ihre Aufmerksamkeitsspanne ist sehr groß, ihre Konzentrationsspanne sehr gering. Wenn man den jungen Menschen jedoch das richtige Thema anbietet, sind sie stundenlang aufmerksam. Sich auf einen Punkt zu konzentrieren bedeutet, sich klein und eng zu machen. Sie haben völlig recht damit, wenn sie sich das nicht antun wollen. Der Satz »Konzentration ist Tod, Aufmerksamkeit bedeutet Leben und Bewegung« beschreibt den Unterschied treffend.

Auch ich hatte als Schüler nie Lust, mich zu konzentrieren. Deshalb beschloss ich in der zehnten Klasse im Gymnasium, keine Hausaufgaben mehr zu machen, weil ich das als überflüssig und sinnlos empfand. Da ich diese Haltung damals schon mit einer gewissen Klarheit präsentierte, bin ich auch so gut wie nie mehr nach meinen Hausaufgaben gefragt worden. Wenn zum Beispiel der Lehrer die Aufgaben überprüfte, kam er bis kurz vor meinen Platz und entschied dann, dass es nun Zeit sei, den weiteren Stoff durchzubringen und den Rest nicht mehr zu kontrollieren. Vor Prüfungen habe ich mir das Thema immer nur am Morgen kurz angeguckt, weil es mir so schwerfiel, mich hinzusetzen und es im Vorhinein durchzuarbeiten. Ich war natürlich kein Einserschüler, aber auf die Drei bin ich immer gekommen.

Nun kommt natürlich unser Verstand und glaubt, verstanden zu haben, dass Konzentration schlecht sei. Damit wären wir jedoch wieder in der Bewertung und somit in einer Dualität (siehe dazu auch Seite 47 bis 49). In der Polarität sind Konzentration und Aufmerksamkeit einfach verschiedene Qualitäten. Konzentration ist unabdingbar, wenn es zum Beispiel darum geht, logische oder bestimmte mathematische Probleme zu lösen. Das Gegenstück zur Konzentration ist für mich ganz klar die Aufmerksamkeit. Aufmerksamkeit führt uns eher in die Präsenz als Konzentration, aber letztendlich sind sie beide gleichwertig.

Aufmerksamkeit kann wie Konzentration einen Fokus haben, aber wir können mit Aufmerksamkeit unser Energiefeld auf etwas lenken, ohne dabei fest zu werden. Wir bleiben offen, im Flow und kreativ. In der Konzentration können wir nichts empfangen, sondern nur in der Aufmerksamkeit.

In spirituellen Traditionen wird oft gesagt, wir sollten lange etwas praktizieren, viel meditieren und uns so auf die äußeren Formen statt auf den Inhalt konzentrieren. Als ich mich intensiv mit der Tradition des Zen beschäftigt habe, fiel mir auf, dass die meisten großen Zenlehrer und -meister ihre Erleuchtung nicht in der Meditation gefunden haben, sondern bei völlig banalen Dingen wie der Gartenarbeit, dem Wandern oder sogar auf dem Lokus. Das wird jedoch in den entsprechenden Traditionen oftmals nicht betont. Wenn wir uns nur auf das Üben von Formen konzentrieren, stellt sich häufig kein Inhalt ein. Inhalt kommt aber oft über die Präsenz und im Alltäglichen und sucht sich dann seine Formen des Ausdrucks.

WOLLEN UND NICHT-WOLLEN

Wollen ist immer Widerstand gegen den momentanen Istzustand und funktioniert maximal so lange, bis das Wollen des Gegenübers stärker ist. Dem Nicht-Wollen kann jedes noch so starke Wollen nichts anhaben. Schon bei den alten Daoisten lesen wir, dass das »Weiche immer das Harte durchdringt«. Den Widerstand bemerken wir oft erst gar nicht. Und wenn uns irgendwann auffällt, dass es nicht weitergeht, sind wir meist schon tief in einer Situation verstrickt. Das ist die Crux beim Wollen. Je unwichtiger uns dagegen das Ergebnis ist, desto leichter ist es zu erreichen. Das soll jedoch nicht heißen, dass wir gar nichts mehr wichtig nehmen sollen, sondern einfach nur, dass wir statt der Situation wieder uns selbst wich-

tig nehmen sollen. Dann spüren wir uns wieder und können entspannt unseres Weges gehen. Sich selbst wichtig zu nehmen heißt nicht, sich selbst wichtig zu machen, sondern zu sich zu stehen.
In der spirituellen Welt gibt es ein oft zitiertes Prinzip, das eigentlich aus der Alchemie stammt und auf den hermetischen Gesetzen beruht. Es wird als Resonanzgesetz bezeichnet. Das deutsche Sprichwort »Wie man in den Wald hineinruft, so schallt es zurück« fasst dieses Prinzip gut zusammen. Den allermeisten Menschen ist dabei jedoch die unterste Stufe des Resonanzgesetzes nicht bewusst, die besagt: »Alles, was ich will, treibe ich vor mir her, und alles, was ich nicht will, ziehe ich wie magnetisch an.« Wir sind also häufig Magnete gerade für die Themen, die wir nicht in unserem Leben haben wollen. Energetisch sind diese Themen wie ein Schatten, der uns ständig folgt, und viele Menschen versuchen ständig, vor ihm wegzulaufen beziehungsweise ihn von sich fernzuhalten. Auch das kostet viel Energie.
Dualität gibt es nur in unserem Verstand. Als exkludierende Spaltung der Realität ist sie aber gar nicht möglich, da auf einer tieferen Ebene alles Sein immer in der Einheit ist und sich nur auf unserer materiellen Ebene polar ausdrückt. Wenn wir durch unser Wollen die Wirklichkeit vermeintlich in Dinge, die wir wollen, und Dinge, die wir nicht wollen, zerschneiden, bleiben beide Teile erhalten. Da Wollen und Ablehnen aber untrennbar miteinander verknüpft sind, tendieren sie zurück zur Einheit. Mit unserem Verstand als dualem Instrument sorgen wir also dafür, dass wir das bekommen, was wir wollen, und gleichzeitig geschieht auch das, was wir nicht wollen.
Nehmen wir wieder ein Beziehungsbeispiel. Viele unserer vergangenen Beziehungen verliefen zuerst gut, endeten aber immer irgendwann unglücklich, vielleicht weil unser Partner irgendwann weniger Zeit für uns hatte und wir uns vernachlässigt fühlten. Jedes Mal haben wir jedoch gedacht, dass es diesmal ganz anders sein würde. Erst sah es auch so aus, doch dann trat wieder das alte Muster auf, und wir fragen uns: »Warum passiert mir das immer?« Antwort: Wir be-

kommen zwar anfänglich die gewünschte Anerkennung in der Beziehung, doch gleichzeitig entsteht das, was wir nicht wollen, in Form von Ablehnung und Rückzug des anderen. Solange dieses Thema uns beschäftigt und unser Nicht-Wollen bestehen bleibt, wird sich das Muster wiederholen.

Dadurch, dass es die wertende Trennung in Wirklichkeit nicht gibt, sondern das Leben immer nur als Ganzes zu haben ist, folgt der verkannte Pol seinem Gegenstück. Er tut dies wie eine Art Schatten, oft erst unbemerkt. Doch dann überrascht er uns plötzlich, ohne dass wir darauf vorbereitet sind. Die künstliche Spaltung beider Pole kann nie lange aufrechterhalten werden, da die Welt immer in ihren Grundzustand der Einheit zurückkehrt.

Wie sieht es nun mit dem ersten Teil des Resonanzgesetzes aus, »Alles, was wir wollen, treiben wir vor uns her«? Nehmen wir an, jemand will unbedingt reich werden, arbeitet hart dafür und schafft es tatsächlich, ein Vermögen aufzubauen. Doch auf dem Weg dahin trifft er die eine oder andere Entscheidung, die ihn in Schwierigkeiten bringt, er verliert Freunde oder die Ehe kriselt oder er wird krank. Es gibt genügend Beispiele von Firmenchefs, die nur für ihr Geld, aber nicht für das Leben gelebt haben. Der Wunsch, reich zu werden, kann aber auch so stark sein, dass er blockiert und das Ergebnis Armut ist – weil durch das Wollen der Fokus auf der Getrenntheit vom Reichsein liegt.

Im Gegensatz zum dualen Verstand ist die K. I. durch die Gleichzeitigkeit und Gleichwertigkeit von Körper, Geist und Seele ein Weg in die Einheit. Durch sie kommt die duale Unordnung wieder in die Ordnung. Über das Prinzip der Ordnung lesen wir in vielen Zeugnissen alter Kulturen. Auch die indigenen Traditionen sprechen oft von der fließenden Ordnung der Welt. Die Energie tendiert immer zur Neutralität und damit genau in diese wesentliche und ursprüngliche Ordnung. Wenn sich diese Ordnung in unserem Leben zeigt, entspricht dies dem Flowerlebnis (siehe Seite 58 bis 63).

Bezüglich der KörperIntelligenz-Praxis und des Flowerlebnisses gibt es verschiedene Entwicklungsstufen, die ich bei meinen Seminaren immer und immer wieder beobachten kann. Die erste Stufe: Man macht eine Übung, die mal funktioniert, mal nicht funktioniert. Man weiß in beiden Fällen nicht, warum. Bei der zweiten Stufe macht man eine Übung und weiß nicht, warum sie funktioniert, aber man kann sich schon erklären, warum sie nicht funktioniert. Auf der dritten Stufe funktioniert eine Übung meistens, und man weiß jetzt endlich, warum sie funktioniert und auch warum sie nicht funktioniert. Die Stufe, um die es jedoch geht, ist die vierte Stufe. Hier ist es völlig unwichtig, ob die Übung funktioniert oder nicht. Deswegen funktioniert sie quasi immer.

Ich empfehle bei den Seminaren, eine Übung nicht allzu oft zu wiederholen. Denn je mehr ich probiere, desto stärker werden das Wollen und die Anhaftung. Gleichzeitig glaubt der Verstand nach spätestens zwei Erfolgen, er habe es begriffen und könnte jetzt kognitiv unterstützend eingreifen. Spätestens dann scheitern wir gnadenlos. In der Zentradition finden wir einige passende Aussagen zu diesem Thema. Eine davon lautet: »Ich kann meinen Bogen nehmen und das Ziel anvisieren, aber irgendwann muss ich den Pfeil loslassen, um das Ziel zu treffen.« An einem gewissen Punkt habe ich getan, was notwendig war, und dann kann ich nur noch darauf vertrauen, dass die Dinge geschehen.

Manchmal bringt uns der vermeintlich längere Weg schneller voran und mehr Erfüllung, da wir unser eigenes Ans-Ziel-kommen-Wollen austricksen und somit die Energie wieder frei fließt. Denn gerade wenn wir es eilig haben, etwas zu erreichen, geraten wir in ein zu starkes Wollen.

Das Wissen um die Gefährlichkeit des Wollens zeigt sich in folgender Zenweisheit: »Wenn du es eilig hast, mache einen Umweg.«

Erfahrungsbericht

Es ist jetzt schon ganz schön lange her, dass ich Karl kennengelernt habe. Das war im Jahr 2000 bei einem seiner Qigong-Kurse. Gleich spürte ich eine starke Resonanz in mir, die mich bis heute nicht mehr losgelassen hat.

Was bedeutet die K. I. für mich? Nach den vielen Jahren verschiedenster Erfahrungen bezeichne ich für mich die K. I. als eine Seinsweise und die K. I.-Übungen als das Freilegen von etwas, das tief in mir bereits vorhanden ist. Durch die gesellschaftliche Prägung, von der ich lange glaubte, dass das die richtige Sicht auf das Leben wäre, wurde diese innere Weisheit überlagert und abgewertet. Mit den Übungen spüre ich, wenn ich meinen Körper wieder umfassender bewohne und ich wieder mehr bei mir bin. In diesem Zustand geschehen Dinge oft wie von selbst oder mit geringem Aufwand. Ich fühle mich dann sehr im Fluss, lebendig und gleichzeitig gelassen und ruhig. Manchmal, bei starken Blockaden, spüre ich auch erst einmal, dass ich nichts spüre. Jedenfalls hatte ich bei allen Seminaren das Gefühl: Das war jetzt genau das Richtige für mich oder wie für mich persönlich gemacht.

Im Laufe der Jahre habe ich erlebt, wie Karl immer mehr auf uns TeilnehmerInnen eingegangen ist und uns so das Mitgehen erleichtert hat. Bei den Kursen zusammen mit Renata kommt als besondere Qualität hinzu, dass das weibliche Sein gleichwertig beteiligt ist.

Am eindringlichsten in Erinnerung geblieben ist mir das Seminar, das ich für Karl und Renata 2016 organisiert habe. Es war wie immer sehr intensiv und half mir 14 Tage später, den plötzlichen Tod meines Mannes zu verkraften und alles Nötige, was da auf mich zukam, zu organisieren.

Bernadette

ZIELE, ERGEBNISSE UND DER WEG DAHIN

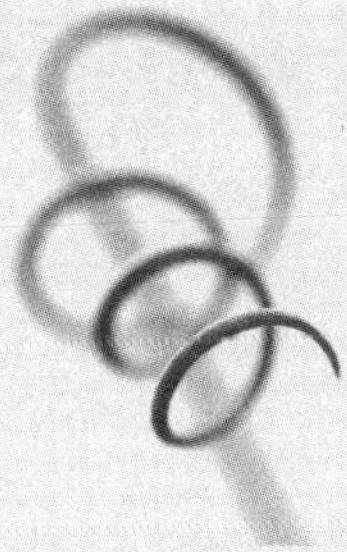

Alles, was wir erreichen wollen, hindert uns an einem tiefen und erfüllenden Kontakt mit dem Leben und mit unseren Mitmenschen.

ZIELERREICHUNGSIRRSINN

Nachdem ich die ganze Heimfahrt vom Kampfsporttraining darüber nachgedacht hatte, warum ich mir den ständigen Frust eigentlich antue (siehe Seite 54), habe ich mich zu Hause hingesetzt und eine Flasche Wein geöffnet. Ich begann über die Situation nachzudenken. Schließlich stand ich auf, holte Stift und Papier, setzte mich wieder und schenkte mir ein weiteres Glas ein.

Ich teilte das Blatt in der Mitte mit einem Strich und fing an zu schreiben. Auf der einen Seite notierte ich alles, was mir an dem Training nicht gefiel und was mir dort zugemutet wurde. Auf die andere Seite des Blattes schrieb ich, was ich an dem Training toll fand und warum es mir guttat. Nachdem die Flasche schon fast geleert war, hatte ich beide Spalten gefüllt. Ich schaute mir die beiden Listen nochmals an, konnte nicht mehr wirklich alles entziffern, was ich schnell hingekritzelt hatte, bemerkte aber, dass die Positivliste um einen Eintrag länger war als die Negativliste. Dort stand als letzter Eintrag: »Es macht total Spaß mit den Leuten.« In dem Moment wurde mir bewusst, dass dort lauter tolle Menschen hinkamen und wir im Laufe der Zeit wirklich zu Kumpels geworden waren. Ich freute mich jedes Mal, wenn ich mit ihnen zusammen war. Diese plötzliche Erkenntnis führte zu meiner Entscheidung dabeizubleiben.

Ein paar Wochen darauf fuhr ich wieder die weite Strecke zum Training. Ich hatte in mir eine neue Lust verspürt, mich auf alles mir Bevorstehende einzulassen. Ich freute mich auf die Begegnung und den Austausch mit den Menschen dort. Es war, als wäre ein Schalter umgelegt worden. Zu meinem großen Erstaunen »klappte« alles, was vorher jedes Mal im Frust geendet hatte. Mir war der Inhalt des Trainings unwichtig geworden, ich war nur noch wegen der Menschen dort, und auf einmal lief es wie am Schnürchen. Ich wollte es nicht mehr können, hatte mein Ziel aufgegeben und wollte nichts mehr erreichen. Nun gelang mir alles, und zwar ohne jede Anstrengung.

Jeder von uns kennt wohl eine ähnliche Geschichte, bei der wir lange irgendetwas versucht haben, was aber erst klappte, nachdem wir uns entspannten. Eine Hebamme erzählte mir immer wieder von Frauen, die krampfhaft versuchten, schwanger zu werden, und dazu alle möglichen (medizinischen) Torturen über sich ergehen ließen. Und erst als sie irgendwann von ihrem Wollen abließen und die Situation ein Stück weit akzeptiert hatten, klappte es mit der Schwangerschaft. Das Prinzip dahinter lautet: Sobald wir unser Ziel nicht mehr wichtig nehmen, kommt das Ergebnis umso leichter und schneller zu uns. Unsere Gesellschaft bezeichnet Menschen, die sich keine Ziele setzen, gern als schwach. Wir glauben, sie würden vom Leben gebeutelt und haltlos hin und her geschubst. Doch häufig ist genau das Gegenteil der Fall: Sie leben aus einer inneren Stärke heraus.

Ich habe eine ältere Dame getroffen, die inzwischen pensionierte Lehrerin ist. Sie erzählte mir, dass sie bereits als kleines Kind immer allen erzählt hat, dass sie Lehrerin werden wird. Alle lachten über sie, da sie nicht aus einem Umfeld kam, in dem Frauen damals studierten. Doch bereits als Dreizehnjährige gab sie neugierig anderen Kindern Nachhilfe oder brachte ihnen Deutsch bei, einfach so, weil es ihr Freude bereitete. Sie setzte sich durch, machte Abitur und studierte Lehramt. Nicht, weil sie es wollte, sondern weil sie wusste, dass es ihr Weg war. Nach vielen Jahren erfüllender Tätigkeit als Lehrerin ist sie nun in Pension. Bis heute rufen ehemalige Schüler sie an, sie wird auf Klassentreffen eingeladen und sogar bei persönlichen Fragen von den inzwischen erwachsenen Schülern und Schülerinnen um Rat gefragt. Es ist genau diese kindliche Neugier, von der wir uns antreiben und leiten lassen können. Sie ist nicht an einem Ergebnis interessiert, sondern an der Sache selbst, an dem, was jetzt gerade ist. So bleiben wir offen für neue Möglichkeiten, und es kann uns gelingen, der fließenden Energie zu folgen. Vertrauen wir unserer Neugier und unserer Freude, die uns den Weg weisen, werden wir vom Leben reichlich beschenkt. Reichlicher, als es uns jede Zielsetzung und -erreichung ermöglicht hätte. Die Dinge kommen dann zu uns und nicht wir zu den Dingen, weil sie ja auf einer energetischen Ebene schon geschehen sind. Ja, auch wenn es für unseren linearen Verstand unglaublich erscheinen mag, die Dinge waren schon immer da und müssen somit von uns nicht mehr gewollt werden. Es ist nur die Trägheit der Masse, die manchmal dafür sorgt, dass es ein Weilchen braucht, bis es sich in der Materie zeigt. Ziele gaukeln uns vor, man könne ankommen. Man kann aber nirgendwo ankommen im Leben, außer bei sich selbst.

EIN LEBEN VOLLER MÖGLICHKEITEN

Ein Ziel ist per Definition etwas, was ich noch nicht erreicht habe. Ich stelle es mir vor und träume davon, wie es mir gehen würde, wenn ich dieses oder jenes Ziel erreicht hätte. Wenn ich es bereits erreicht hätte, wäre es sinnlos, sich das Ziel zu setzen. Wir träumen beim Skifahren ja nicht vom Skifahren oder im Urlaub vom Urlaub. Ein Ziel ist also immer mit einem Zustand des Mangels beziehungsweise des Getrenntseins verknüpft. Nun greifen wieder die Resonanz (siehe Seite 105 bis 106) und unsere Neurologie (siehe Seite 88): Empfindungen des Mangels produzieren Mängel, und Dinge, von denen ich mich getrennt fühle, bleiben mir fern. Gefühle der Fülle, der Freude, der Neugier, der Leichtigkeit und des Wohlbefindens ziehen genau dies in unser Leben. Das heißt, sie sind schon Teil des Lebens, und deshalb muss ich sie mir nicht als Ziel setzen. Die Dinge folgen einfach dem Gefühl der Fülle. Das ist übrigens das, was das Wort Er-folg im eigentlichen Sinne bezeichnet.

Sobald wir uns ein Ziel setzen, ist unser inneres forschendes Kind verschwunden. Ein Kind ist immer am Erlebnis und nicht am Ziel oder Ergebnis interessiert. Kinder bauen eine Sandburg wegen der Erfahrung des Bauens, des Schaffens, des Kreierens, nicht um sie nachher zu verwalten. Das Kind beschäftigt sich nicht damit, wie gut es ihm gehen wird, sobald die Sandburg fertig ist, sondern es geht ihm bereits im Prozess des Bauens gut. Dass das Ergebnis ihm unwichtig ist, erkennen wir daran, dass es die Burg kurz nach ihrer Fertigstellung einfach wieder einreißt, um als Nächstes einen großen Walfisch aus Sand zu bauen.

Diese Welt voller Möglichkeiten bricht bei einer Zielsetzung jäh in sich zusammen, denn jedes Ziel, das ich mir setze, beschränkt mich in meinen Möglichkeiten. Durch meine Fixierung auf das Ziel vermag ich nicht mehr wahrzunehmen, was das Leben mir rechts und links des Weges anbietet. Ich gehe sogar so weit zu sagen, jemandem ein Ziel zu setzen oder vorzugeben ist die einfachste und wirkungsvollste Art, ihn zu manipulieren. Denn das Ziel steht für ihn nun im Vordergrund, seine Energie wird darin gebunden und steht ihm somit nicht mehr zur Verfügung. Womöglich wäre es sonst ein Leichtes gewesen, viel mehr zu erreichen als das Ziel.

Das Gefühl, sich durch eine Zielsetzung in seinen eigenen Möglichkeiten einzuschränken, kennen alle, die einmal monatelang auf ein Ziel hingearbeitet haben, zum Beispiel auf eine Prüfung oder ein Examen. In dem Moment, in dem die Arbeit abgegeben, die Prüfung abgelegt ist, haben sie das Gefühl, in ein Loch zu fallen. Die Energie bricht unmittelbar ab. Wir fragen uns, was wir jetzt machen sollen. Alles scheint getan, und so bedeutet diese Lücke Stillstand und alles andere als Im-Fluss-Sein.

Wenn wir uns auf das Ergebnis konzentrieren, führt das zu einem energetischen Stopp. Je unwichtiger wir dagegen Ziele und Ergebnisse nehmen, umso leichter erreichen wir sie. Denn der Fluss der Energie will sich ewig und ständig weiterbewegen. Ein Ergebnis ist – wenn wir uns entspannen – ein kleiner Teil dieser ewigen Bewegung. Als Punkt wird es nur vom Verstand definiert. Wenn wir nicht daran anhaften, fließt die Energie einfach weiter, und die Bewegung hin zu neuen Möglichkeiten setzt sich fort. Wenn wir ein Ergebnis aber vorher als Ziel definiert haben, ist ein Stopp quasi unumgänglich

Je mehr Freude wir an etwas haben, mit je mehr kindlicher Neugier wir uns darauf einlassen, desto mehr spüren wir uns selbst und desto leichter kommen wir ohne Ziele aus. Wir blicken dann eher mit einer neugierigen Haltung von »mal schauen, was dabei rauskommt und wie das wird« auf Situationen und können die Dinge auf uns zukommen lassen, ohne etwas hinzufügen zu müssen.
Ich hatte das Glück, schon relativ früh in meinem Leben an meiner ersten Zielsetzung zu scheitern, nämlich daran, meine Antriebslosigkeit loszuwerden. Dafür habe ich mich unheimlich angestrengt und alles getan. Nichtsdestotrotz hat es nicht funktioniert. Dank dieses Scheiterns entstand bei mir der Impuls, dass ich ohne Zielsetzungen und ohne Anstrengung leichter an Ergebnisse herankommen würde. Nicht an bestimmte, sondern an die für mich richtigen. So wurde mein Werdegang erst ermöglicht.

WAS STECKT HINTER UNSEREN ZIELEN?

Ziele basieren immer auf Vorstellungen und dem Gefühl, dass uns etwas fehlt. Wir müssen erst mal ein Bild davon kreieren, wie die gewünschte Zukunft sein könnte, damit wir überhaupt in der Lage sind, uns ein Ziel zu setzen. Diese Vorstellungen generiert der Verstand, jedoch leider nicht aus dem, was ist und was wirklich zu uns passt, sondern aus dem, was er wahrnimmt, aufgeladen durch unsere vergangenen Erfahrungen (siehe Seite 77 bis 81). Der Verstand kreiert dann Wünsche und Ziele auf der Basis seiner begrenzten Erkenntnisse.
Erreichen wir schließlich unser Ziel, erleben wir einen kurzen Kick, der jedoch nicht lang anhält. Unser Leben geht weiter. Dann setzen wir uns neue Ziele, denn es geht immer um den nächsten Kick. In dieser Schleife bleiben manche ein Leben lang gefangen. Viele Menschen, die sich einst große Ziele gesetzt hatten, spürten nach eigener

Aussage absolut gar nichts, als sie das Ziel erreicht haben. Reinhold Messner etwa berichtet, dass er, als er ohne Sauerstoff auf einem der schwierigsten 8000er des Himalaya stand, nur noch runterwollte. Sein Ziel war erreicht, und er konnte sich nicht einmal freuen. Trotzdem folgten immer neue Bergbesteigungen.

Ziele führen oft zu Unglück, da wir bei unseren Zielvorstellungen das Leben mit seinen seelischen Aufgaben und Herausforderungen nicht mit berücksichtigen. Wenn wir gut mit uns verbunden sind, steht unsere Persönlichkeit im Dienst unserer Seele. Sind wir es nicht, steht unsere Persönlichkeit im Dienst des Egos.

Beim Ego geht es nur darum, was ich will und was ich nicht will. Die Tiefenimpulse des Lebens dagegen führen uns auf unserem Weg. Deshalb sollten wir bei unseren Zielsetzungen überlegen, welche Wünsche oder Hoffnungsgedanken hinter unseren Zielen stehen. Was versprechen wir uns von der Erfüllung unserer Ziele? Mehr Anerkennung? Mehr Macht? Mehr Sicherheit? Wäre es nicht ratsam, bevor wir einen Berg besteigen und so viel von unserer Lebenszeit und Energie in eine Sache investieren, uns zu fragen, warum wir dies überhaupt tun? Vielleicht, wenn wir uns dessen bewusst wären, würden wir einen ganz anderen, passenderen Weg einschlagen und uns gleich um das kümmern, was versteckt hinter unseren Zielen liegt. Vielleicht würden wir dabei sogar einige tiefe emotionale Wunden finden, die geheilt werden möchten? Meiner Erfahrung nach ist es ratsam, Dinge aus Freude am Erschaffen zu tun und nicht, um einen Mangel zu kompensieren.

Wenn uns bei der Jagd nach Zielen Steine in den Weg gelegt werden und die Dinge nicht so laufen, wie wir wollen, müssen wir uns ganz besonders anstrengen, um unser Ziel zu erreichen. Je mehr wir uns jedoch anstrengen, desto mehr konzentrieren wir uns. Wir müssen mehr Energie woanders abziehen, um sie auf unser Ziel zu fokussieren. Das heißt auch, wir nehmen weniger am Leben teil, sind weniger mit uns selbst verbunden und gar nicht in der Lage, Wege, Möglichkeiten und Abkürzungen zu erkennen, die sich rechts und links unse

res Zielerreichungswahnsinns auftun. Dazu passt ein Ausspruch, der John Lennon zugeschrieben wird: »Leben ist das, was uns nebenbei passiert, während wir Pläne schmieden.«
Wenn wir jedoch mit dem Leben in einem Dialog bleiben, mit ihm mitfließen, präsentiert uns das Leben nicht selten die unglaublichsten Chancen, Begegnungen und Ereignisse. Die Freude darüber, wie auch nicht selten eine große Dankbarkeit und tiefes Berührtsein begleiten unseren Weg. Wir entwickeln ein Vertrauen darauf, dass es das Leben wirklich gut mit uns meint, uns lehrt und bereichert sowie uns stets neue Horizonte eröffnet.

Das Leben möchte, dass wir über uns selbst hinauswachsen,
statt uns auf Konzepte und Ziele zu versteifen.

Die meisten Ziele, die wir uns setzen, sind nicht unsere eigenen Ziele. Sie werden uns von außen bewusst oder unbewusst eingepflanzt. Sehr häufig stammen unsere Ziele von unseren Eltern. Dabei bürden sie uns oft das auf, was sie selbst nicht erreicht haben, oder wollen, dass wir dasselbe erreichen wie sie. Unser Ziel hat dann jedoch gar nichts mit uns zu tun. Und Ziele liegen immer in der Zukunft, was uns vom Spüren im Jetzt abschneidet. Daran ist dann kaum etwas Spielerisches, Leichtes und Fließendes.
Wenn uns das Erreichen eines Ziels sehr schwerfällt, können wir relativ sicher sein, dass es nicht zu uns passt. Ich sollte das Ziel, meine Antriebsschwäche loszuwerden, nicht erreichen. Sie war genau richtig für mich, um mich dahin zu führen, wo das Leben mich haben wollte, und sie ist es immer noch.
Ziele haben auch viel mit Wettbewerb zu tun. Er kann unser Potenzial aktivieren, oft entfernt er uns jedoch von uns selbst. Wir sollten uns deshalb fragen, was die eigentliche Motivation für Wettbewerb

ist. Ist es zum Beispiel beim Sport die Freude an Bewegung, der Kontakt mit anderen, oder möchten wir irgendjemanden oder uns selbst etwas beweisen? Es gab vor einigen Jahren einen bekannten und sehr erfolgreichen Marathonläufer. Eines Tages stellte sich heraus, dass er nicht der leibliche Sohn seiner Eltern ist, sondern adoptiert worden war. Das hat natürlich sein Leben ganz schön auf den Kopf gestellt. Er suchte daraufhin seine leiblichen Eltern und fand tatsächlich seine Mutter. Nach einer Phase kurzer Befremdung war die Freude des Kennenlernens sehr groß. Die Heilung jedoch geschah in dem Moment, als seine Mutter ihn mit voller Liebe in den Arm nahm. Danach war Marathonlaufen für ihn uninteressant geworden. Das Kompensieren des unbewussten Verlustes war nicht mehr notwendig. Er war angekommen, und das tiefe grundlegende Gefühl, immer laufen zu wollen, war auf einmal verschwunden. Es gab keinen Grund mehr, und Marathon interessierte ihn auch nicht mehr, denn es war eben nur eine Kompensation gewesen, wenn auch eine sehr erfolgreiche.

IM SPIEL BLEIBEN

Aus der Spieltheorie stammen zwei unterschiedliche Ansätze, die beschreiben, wie man mit dem Leben, mit einer Firma oder einem Projekt umgehen kann. Es gibt die Möglichkeit des endlichen oder des unendlichen Spiels. Das endliche Spiel ist wie ein Spiel mit mehreren Runden und einem bestimmten Endpunkt, an dem man entweder gewonnen oder verloren hat. Das Ziel des Ganzen ist es also, das Spiel zu gewinnen. Beim unendlichen Spiel gibt es zwar auch Runden, doch man kann nicht gewinnen, da es ja nie endet. Es geht hier also darum, im Spiel zu bleiben.

Das Leben ist ein unendliches Spiel. Es gibt zwar jedes Jahr Frühling, Sommer, Herbst und Winter, aber man kann keine der Jahreszeiten gewinnen und zum Beispiel im ewigen Sommer bleiben. Die ewigen Zyklen der Natur sind Ausdruck des Energieflusses und der Lebendigkeit in der Natur an sich. Die Natur kennt keine Ziele, und sie ergäben hier auch keinen Sinn. In der Natur hat niemand vor, der »Beste« zu werden, und kein Gänseblümchen oder Eichhörnchen zweifelt an seinem Selbstwertgefühl.

Es geht darum, das zu tun, warum wir alle jeweils auf dieser Erde sind. Sobald wir uns selbst Ziele setzen, befinden wir uns in einem endlichen Spiel. Wir können unsere Ziele erreichen und somit gewinnen oder eben nicht. Damit stellen wir uns jedoch energetisch außerhalb des natürlichen Flusses des Lebens. Wir schaffen uns unsere eigene, sich selbst genügende Logik, die nicht mehr an die universelle Energie angebunden ist. Daher muss das so geschaffene System mit Energie von außen versorgt werden, durch uns und unsere Lebenskraft, die sich mit der Zeit jedoch daran erschöpft.

Eines meiner nachhaltigsten Erlebnisse überhaupt, aber auch in Bezug auf Nicht-Zielsetzung hatte ich 2005 auf einer meiner zahlreichen Reisen nach Japan. Ich kam wieder einmal nach Kyoto, die für mich immer noch eindrücklichste Stadt in Japan. Es fand dort gerade ein Turnier statt, das es nur alle zehn Jahre gibt. Bei diesem Turnier kommen die bedeutendsten noch lebenden Meister zusammen, um ihre Künste vorzustellen.

Ich war damals sehr begeistert von japanischer Schwertkunst. Es waren auch einige großartige Schwertmeister anwesend, doch was mich am meisten fasziniert hat, war die Vorführung eines Kyudomeisters mit seinen Schülern. Kyudo ist die Kunst des japanischen Bogenschießens. Der Kyudomeister war vielleicht schon in seinen 80ern und seine beiden Schüler in den 70ern. Sie kamen in das Areal und wandten sich dem Publikum zu. Die drei Zielscheiben, um die es augenscheinlich ging, wurden von ihnen keines Blickes gewürdigt. Sie verbeugten sich und legten achtsam ihre zeremonielle Kleidung an. Sie wird beim Kyudo noch kunstvoller geknüpft und gebunden als in allen anderen japanischen Kampfkünsten. Diese Zeremonie dauerte bereits gut zwanzig Minuten, und die Präsenz und Achtsamkeit, die aus ihr hervorstrahlten, waren nicht nur zutiefst beeindruckend, sondern fast zum Greifen nahe. Die Meister verbeugten sich erneut, während sie den Zielscheiben immer noch keinerlei Aufmerksamkeit schenkten.

Sie stellten sich unisono in Position, nahmen ihre Bögen auf und legten die Pfeile an. Zu dieser Zeit war mittlerweile gefühlt fast eine Stunde vergangen, und in dem Raum, in dem wir saßen, waren sowohl die Spannung des Publikums wie auch die Präsenz der Schützen deutlich spürbar. Nun zogen alle drei gleichzeitig den Pfeil auf. Sie schauten sich nicht an, waren aber trotzdem innerlich so sehr miteinander in Kontakt, dass ihre Bewegungen vollkommen synchron waren. Immer noch kein Blick auf die Zielscheibe! Sie waren vollkommen entspannt und ließen gleichzeitig die Bogensehne los. Auch jetzt, hinterher, würdigten sie die Zielscheiben keines Blickes. Warum auch, sie wussten ja schon vorher, dass sie treffen würden. Und so war es auch. Alle drei Pfeile landeten zeitgleich im Schwarzen. Das hat mich damals sehr ergriffen. Von vornherein war das Ergebnis sowohl unwichtig wie auch selbstverständlich, sodass es gar keine andere Möglichkeit gab, als dass der Pfeil ins Schwarze treffen konnte. Vollkommene Klarheit, Abwesenheit jeglichen Zweifels und völlige Bedeutungslosigkeit dem Ziel gegenüber waren die drei Elemente, die eine der berührendsten Erfahrungen meines Lebens ausgemacht hatten.

UM ZU, WEGEN, GEGEN

Die mentale Fixierung, die mit Zielsetzungen und Zielerreichungsirrsinn einhergeht, ist die eine Seite der Medaille. Das eigentliche Problem entsteht aber, wenn wir es nur noch auf die Konsequenz, also das Ergebnis einer Handlung, abgesehen haben. Das beschreibt der

Ausdruck »…, um zu …« am besten. »Warum studierst du Zahnmedizin?« »Um einen gesellschaftlich angesehenen und gut bezahlten Beruf ausüben zu können.« Viele Menschen tun das, was sie tun, für das Ergebnis und nicht für den Prozess. Das ist in manchen indigenen Kulturen anders. Im Gegensatz zu unserer ergebnisorientierten Bedeutung – sagen wir – des Sockenstrickens hat das Herstellen von Kleidung dort eine Bedeutung an sich. Das Weberschiffchen durch die Kettfäden zu bewegen ist hier eine Meditation, die den Webenden mit den Gedanken des Schöpfers im Moment der Schöpfung der Welt verbindet. Am Ende ein Kleidungsstück zu erhalten ist nur ein angenehmer Nebeneffekt dieser meditativen Tätigkeit.

Teilweise kennen wir in unserer modernen Welt dieses prozessorientierte Prinzip noch. Wir schätzen in vielen Fällen handgemachte Dinge mehr wert als maschinell hergestellte. Warum eigentlich? Maschinen sind doch viel präziser und schneller! Nichtsdestotrotz ist »handgemacht« ein Prädikat, das einen Ausdruck von Wertigkeit darstellt. Intuitiv spüren wir, dass ein von Hand hergestelltes Produkt eine Qualität besitzt, die über die rein materielle Qualität hinausgeht. Vielleicht haben diese Dinge ja eine andere Energie, weil dem Herstellungsprozess Aufmerksamkeit und Freude geschenkt worden ist. Im Gegensatz dazu versucht die industrielle Produktion diesen Prozess immer weiter zu reduzieren und zu optimieren, denn es geht ja nur um das Ergebnis. Ein Prozess, der von Freude und vom Sichspüren getragen ist, ist im Gegensatz dazu nicht rein auf eine Zielerreichung aus und hat kein oder nur ein sehr schwaches Um-zu. Das merken und spüren wir als Menschen und fühlen uns von der Energie angezogen. Es sind die vielen kleinen Um-zus, die uns oft in kleinen, uninspirierten Bahnen halten.

Das Um-zu kann sich in zwei Ausprägungen zeigen, nämlich als Wegen und Gegen. Wenn ich etwas wegen meines Chefs mache, mache ich es nicht für mich. Wenn ich etwas gegen unfaire Arbeitsbedingungen unternehme, mache ich es im energetischen Sinne nicht für mich. Beides erfreut mich nicht, sondern ich bin am Ergebnis interessiert. Etwas für uns selbst zu tun ist jedoch nicht mit Egoismus zu verwechseln. Es handelt sich hierbei um Selbstfürsorge im reinsten Sinne. Freude in unserem Handeln zu finden ist auch nicht mit reinem Spaß zu verwechseln. Achterbahnfahren kann Spaß machen, erfüllt uns jedoch in den seltensten Fällen. Umgekehrt – etwas zu tun, was uns wirklich entspricht, kann uns erfüllen und Freude bereiten, wobei es nicht immer und notwendigerweise nur Spaß macht. Gesellschaftlich muss jedoch alles immer wegen oder gegen etwas oder jemanden passieren. Welcher Politiker würde ernst genommen werden, wenn er sagt, er handele aus seinen Impulsen und seinem Spüren heraus? Da wir in einer Gesellschaft leben, die einen starken Verstandesüberhang hat, leiden wir auch unter »Begründungsmanie«. Verlässlich scheinen dabei allein rationale, für den Verstand überprüfbare Begründungen, weil wir ja Willkür vermeiden wollen. Unsere Rationalitätsbesessenheit verhindert jedoch nicht nur Willkür, sondern auch Spüren und Bei-sich-Ankommen. Denn wenn wir aufs Rationale fixiert sind und zu viel nachdenken, sind wir getrieben von der Frage, wozu etwas dienen soll – also auf Ziele und Ergebnisse fixiert. Wir haben kaum mehr die Möglichkeit, zu spüren und dem zu folgen, was wir nicht begründen können, sondern dem wir einfach nur vertrauen müssen.

Damit kommen wir zu den vier Stufen der KörperIntelligenz-Erfahrung. Wenn ich in die K.I. gehe, um etwas zu erreichen, bin ich auf einer bestimmten Ebene meines Seins und Handelns immer noch von mir selbst abgeschnitten. Sagen wir, du besuchst ein Seminar oder liest dieses Buch. Tust du es, um damit etwas zu erreichen? Spielt da wieder ein Um-zu mit rein? Beschäftigst du dich vielleicht mit K.I., um dadurch spiritueller, kraftvoller oder entspannter zu werden? Ein Stück des Weges können wir tatsächlich mit dieser Haltung gehen. Doch erst wenn es für uns gleich-gültig geworden ist, ob wir in der KörperIntelligenz sind, und wir akzeptiert haben, dass wir

es manchmal sind und manchmal eben nicht, werden wir einen großen Freiheitsgrad erreichen. Aus dieser Freiheit und Entspanntheit heraus werden wir erleben, dass es uns auf einmal immer öfter und leichter gelingt, einen Zugang zu dieser Kraft zu haben. Manchmal kann das bedeuten, dass wir annehmen, dass wir gerade nicht annehmen können. Oder annehmen, dass wir etwas wollen oder etwas sich momentan nicht ändern lässt.
Diese Metaannahme (annehmen, dass wir manchmal nicht annehmen können) öffnet einen großen Raum, in dem wir uns vollends aufrichten und eine weitere Ebene der KörperIntelligenz erreichen können. Wir können in begrenzten Kontexten von KörperIntelligenz durchaus natürlicher werden und zu uns kommen, doch in unbegrenzter KörperIntelligenz geschehen noch völlig andere Dinge, die teilweise nicht zu beschreiben sind. Wir wollen dann weder uns noch irgendjemandem sonst etwas beweisen oder zeigen. Wir machen weniger, und doch geschieht mehr. Unser Verstand wird so mit der Zeit ruhiger, und es fällt uns viel leichter, unsere Mitte zu halten. Wir tun nur noch das Notwendige und vor allem nichts mehr, was uns von uns selbst entfernt. So kann die Resonanz dessen, was uns im Kern entspricht, völlig ungehindert für uns wirken.

DER MANIFESTATIONSWAHN

Wünsche entstehen nur, wo vermeintlich Mangel ist. Ich werde oft gefragt, was ich mir zum Geburtstag wünsche, und kann immer nur antworten, dass ich bereits alles habe. Wenn etwas aus einem Mangelzustand heraus geschieht, ist das Ergebnis auch immer vom Mangel geprägt. Ich habe vollstes Vertrauen, dass ich jederzeit alles vom Leben bekomme, was für mich notwendig ist. Deswegen brauche ich gar nicht erst zu versuchen, mir das Leben mit Wünschen zu verbiegen.

Erfahrungsbericht

»Körper, Geist und Seele gleichzeitig und gleichwertig«, sagte Karl, seinen Raum ausfüllend. »Ganz bei sich sein und seinem eigenen Weg und Gefühl folgen. Raus aus den alten Mustern und Gedanken. Im Vertrauen sein! Dann ist alles möglich!«
Der redet sich leicht, denke ich voller Wut! Aber mit der komme ich aus diesem Schraubstock, festgehalten von einem Bär an Mann, nicht raus. Okay, Übung von vorn, gemäß Anleitung. Was für ein begnadetes Glücksgefühl, wenn es klappt – frei sein! Laozis Spruch »Das Weiche besiegt das Harte« kannte ich seit Langem. Aber seine Wahrheit am eigenen Körper zu spüren ist etwas anderes, ein unbeschreiblich elementares Erlebnis. KörperIntelligenz heißt, du musst dir nicht mehr Mühe geben, sondern weniger! Denn alles, was in Übereinstimmung mit den universalen Gesetzen des Lebens geschieht, vollzieht sich mit minimaler Anstrengung! – Welche Wohltat, wenn man sein ganzes Leben meinte, kämpfen zu müssen.
Ich darf immer wieder erfahren, dass ich mit minimaler Anstrengung, vor allem OHNE ZU WOLLEN, bei meiner Arbeit als Ärztin für ganzheitliche Medizin und TCM die schönsten Heilungserfolge sehen darf. Dass ich mich an manchen Tagen immer und immer wieder zurückholen kann, um meinen Raum auszufüllen, ins Vertrauen zu gehen, damit alles möglich wird. »Nicht tun, und dennoch bleibt nichts ungetan«, sagt Laozi dazu. Ein komplett verändertes Arbeitsleben!
Und ich habe das große Glück, mit meinem geliebten Gatten diesen Weg gemeinsam zu gehen. Berührung, Kontakt, Beziehung – ein Seminar mit Karl und Renata hat auch unsere Ehe auf wunderbare Weise belebt.

Gerda

In der spirituellen Szene grassiert seit einigen Jahren die fixe Idee, man könne sich sein Leben zurechtwünschen. Bestellungen beim Universum, Prosperity, Mantras und Manifestations- beziehungsweise Wunscherfüllungstechniken aller Art werden eifrig praktiziert. Die Grundidee dahinter ist immer, dass ich die Geschehnisse in meinem Leben auf energetischer Ebene lenken könne. Die Frage dabei ist nur, wer ist dieses Ich? Ist es unser Verstand? Oder unsere Seele? Wenn wir tief mit uns in Kontakt sind, sind wir auch im Kontakt mit dem Leben. Dann stellt sich eine Ordnung von ganz allein ein. Vielleicht sehe ich nicht von Anfang an, wo alles hingeht, aber meist sehe ich den nächsten Schritt. Wenn der Verstand beziehungsweise das Ego mit seinen Wünschen nun dazwischenfunkt, wird alles eher verkompliziert statt beschleunigt.

Anders als im Rahmen dieses Manifestationswahns gerne behauptet wird, können wir nichts manifestieren, was nicht schon vorher da war. So beobachten wir oft, dass bestimmte Ideen zu einer bestimmten Zeit in der Welt auftreten. Auf einmal gibt es mehrere Menschen, die gleichzeitig am ersten bemannten Flug arbeiten, auf einmal breitet sich ein bestimmtes Umweltbewusstsein aus, auf einmal werden überall auf der Welt bestimmte Erfindungen gemacht. Wenn wir versuchen, uns diese Gleichzeitigkeit zu erklären, sagen wir häufig, dass die Zeit für etwas davor noch nicht reif war.

Ansatzpunkte, wie echte Manifestation funktionieren könnte, finden wir in der Quantenphysik. Quantenphysikalische Ansätze bestätigen, was spirituelle Überlieferungen schon immer gesagt haben: Bestimmte Teile der Realität treten nur auf, wenn sie beobachtet werden. Werden sie nicht beobachtet, verschwinden sie wieder und sind nicht mehr nachweisbar. Der Beobachter erzeugt das Beobachtete. Erst durch ihn wird es sichtbar, verlässt den Möglichkeitsraum und wird in der Realität verankert.

Die materielle Festigkeit unserer Welt mit ihren Formen, Gegenständen und Dingen ist aus einer rein energetischen Perspektive nur illusionär. Wir bilden uns ein, dass wir bestimmte Dinge als fest wahrnehmen könnten. Gleichzeitig wissen wir, dass alles aus sich bewegenden Atomen besteht. Daraus entstehen ständig neue Möglichkeiten unserer Realität. Es ist an uns, bestimmte Bewegungen der Energie wahrzunehmen, zu spüren und anzunehmen. Dabei braucht es Klarheit und eine Menge Vertrauen, denn ungefähr ein Teil Zweifel wiegt zehn Teile Vertrauen auf. Sobald Zweifel oder Unsicherheit auftreten, müssen wir von vorne beginnen und mit Vertrauen in die sich uns bietende Situation hineingehen.

Wenn Manifestation mit Wollen verbunden ist, wird – wie immer beim Wollen – unsere Energie gebunden. Aus der KörperIntelligenz heraus müssen wir nichts manifestieren wollen, denn es geschieht genau das, was für uns vorgesehen ist – es manifestiert sich von selbst. Letztlich geht es nur darum, ob wir ein tiefes Vertrauen in das Leben haben oder nicht. Dabei ist es nicht so wichtig, ob wir in einer bestimmten Situation dem Leben vertrauen. Vielmehr geht es um das Vertrauen in das große Gefüge des Lebens als Ganzem. Wenn dann eine bestimmte Situation auftritt, haben wir das Vertrauen, die richtige Richtung und den Fluss der Energie zu spüren. Unsere bewusste Empfindung hilft dann nur dabei, dass uns diese Richtung immer klarer wird. Um mehr geht es nicht.

Eine Welt, in der jeder bekäme, was er sich wünscht, wäre geprägt von Produkten des Mangels und des Wollens und völlig entkoppelt von jeglicher seelischen Ebene und größeren Ordnung.

Die eigentlichen Manifestationsprinzipien, wie sie in der K. I. wirken, sind einfach und unscheinbar, und es geht nicht um Wunscherfüllung. So verhindert der Kosmos eine Welt der Willkür. Für uns Verkopfte scheinen diese Prinzipien manchmal recht kompliziert.

Wir können uns jedoch sicher sein, dass etwas, was wirklich klar als Impuls aus unserem Inneren kommt, bereits auf dem Weg zu uns ist. Und zwar ohne die Dualität des Verstandes im Schlepptau. Wir tun, was nötig ist, und für uns ist gesorgt.

Wir können die Dinge wieder einfach machen. Wenn wir die Verkomplizierungen, die durch Zielsetzung, Manifestationswahn und Ähnliches entstehen, einfach weglassen, bekommen wir schnelle und klare Ergebnisse. Interessanterweise geben fast alle Unternehmen als eins ihrer größten Probleme das Thema Umsetzung an. Trotz aller Zielerreichungsstrategien, Aktionspläne und Roadmaps geschehen die essenziellen Dinge oft nicht. Es wird viel getan, keine Frage, doch was davon reine Beschäftigung und was davon weiterführend ist, steht auf einem anderen Blatt.

KÖRPERINTELLIGENZ UND AIKI

Die KörperIntelligenz bietet verschiedene Ansätze des Handelns. Im Grunde sind es Aspekte der einen Energie des Lebens und ihrer Wirkweise, die jedoch leicht unterschiedliche Facetten und Qualitäten aufweisen. Wenn ich mich in der reinen Energie der KörperIntelligenz befinde, bin ich mit mir selbst in Kontakt, und meine drei Anteile sind gleichzeitig und gleichwertig aktiv. Im Bereich der japanischen Kampfkünste existiert dafür der Begriff »Aiki«. Aiki kann übersetzt werden mit »Harmonie erzeugen«, »Energien vereinigen« oder auch »ein Stück des Weges gemeinsam gehen«. Wenn man sich Aufnahmen des Begründers der Kampfsportart Aikido, Morihei Ueshiba, anschaut, sieht es so aus, als ob er sich mit seinen Angreifern einige Meter gemeinsam bewegen würde. Letztere liegen am Ende meistens am Boden. Es ist jedoch nichts von Kampf, Widerstand oder Ähnlichem zu erkennen.

Es gibt einen zentralen Grundsatz in der KörperIntelligenz, der sich auf Aiki bezieht: »Das, was ich spüren kann, kann ich bewegen.« Wenn ich spüre, bin ich automatisch in Kontakt mit dem, was ich spüre. Sowohl Situationen als auch Menschen können nur dann zum Problem werden, wenn ich nicht mit ihnen in Kontakt bin. Sobald es mir gelingt, wahrhaftig mit meinem Gegenüber oder einer Situation in Kontakt zu gehen, entsteht Bewegung, und jegliche Starrheit beginnt zu wanken.

Manchmal lässt unser Verstand uns denken, dass wir spüren, wobei das gar nicht der Fall ist. Das geschieht oft, weil wir nicht bereit sind, Kontakt durch Spüren wirklich zuzulassen, denn Kontakt bedeutet oft auch eine Nähe. Diese Nähe kann Angst machen oder ein Unwohlempfinden hervorrufen. Das ist ein Zeichen, dass wir bezüglich unserer Grenzen unsicher sind und befürchten, uns in zu viel Nähe zu verlieren. Hören wir jedoch auf, Nähe negativ zu bewerten, und lassen sie zu, entstehen Kontakt und Spüren.

Nun können wir das, was wir spüren, durch unsere Empfindung auch bewusst lenken. Ich kann in einer Situation einfach aus einer neutralen Haltung heraus spüren, wo die Energie hinmöchte, und ihr folgen. Oder ich kann ein klein wenig aktiver werden und meine Aufmerksamkeit auf das richten, was sich hinter dieser Situation verbirgt. Die dritte Variante lässt mich die Situation als Ganzes spüren. Die vierte Möglichkeit ist, mich komplett aus der Situation rauszunehmen und einfach meinen Weg zu gehen. Jede Option hat eine etwas andere Qualität, ist mit Worten kaum zu beschreiben und wird erst in K. I.-Partner-Übungen wirklich erfahrbar.

Durch Aiki entsteht ein gemeinsames System aus mir und meinem Gegenüber oder mir und der Situation. Dadurch, dass wir aufhören zu bewerten, richtet sich die Energie nach uns aus, und alles in diesem System folgt uns. Widerstand und Kampf sind dann gar nicht mehr möglich. Um dies zu verdeutlichen, stelle man sich ein Auto vor: Die Rücklichter sind genauso Teil des Autos wie die Frontlich-

ter und könnten die Frontlichter niemals überholen. Nur das System als Ganzes kann sich bewegen. Durch die zuvor beschriebene Neutralität einem Menschen oder der Situation gegenüber entstehen beim anderen Freude sowie die Lust, den erspürten Impulsen auch gerne zu folgen. Es entsteht somit ein für beide Seiten bereichernder Kontakt.
Die hier beschriebenen Ansätze und Konzepte wirken in der Kampfkunst und in Konfliktsituationen, aber was bedeuten sie für Situationen unseres Alltags? Wenden wir uns wieder meiner Lebensgeschichte zu, denn was Aiki bedeutet, hat mir erst so richtig meine Seelengefährtin beigebracht.

SPIRITUELLE PARTNERSCHAFT

Im Jahr 2006 öffneten sich die Pforten meines nächsten großen Transformationsprozesses. Der Weg, der sich vor mir auftat, sollte zu einem sehr wichtigen Teil meines zukünftigen Daseins werden. Das Beschreiten dieses Pfades war jedoch alles andere als leicht für mich. Wieder einmal fiel mein bisheriges Leben komplett auseinander und forderte von mir absolute Hingabe, Vertrauen und Mut, um die mir bevorstehenden Schritte zu gehen. Es war sogar noch schwerer, denn um meinen Seelenweg zu gehen, musste ich meine damalige Familie verlassen. Es würde den Rahmen sprengen, auf alle Details dieses komplexen, intimen und persönlichen Prozesses einzugehen und all den wundervollen Menschen gerecht zu werden, die in diesen Prozess involviert waren. Deshalb bleibe ich bei dem, was ich durch meinen Schritt erfahren und gelernt habe.
Um jedoch all das ein wenig nachvollziehbarer zu machen, muss ich erwähnen, dass ich schon seit Beginn meiner Seminartätigkeit immer das Gefühl hatte, dass meine Arbeit erst dann vollständig

werden kann, wenn auch der weibliche Pol in meinen Seminaren ausgefüllt wird und sich so männliche und weibliche Energien in Harmonie vereinen: Yin und Yang. Dieser weibliche Pol war in meinem inneren Bild eine Partnerin, die meinen Zugang zur K. I. selbst verinnerlicht und sich durch ihn wandeln lässt. Dann würde sie aufgrund ihrer eigenen mitgebrachten Einzigartigkeit meinen eher männlich geprägten Zugang mit weiblichen Qualitäten um ein Vielfaches bereichern. Im Laufe der Jahre erlebte ich zwar viel Wundervolles mit meinen Partnerinnen. Das hat mich geprägt und zu dem Menschen gemacht, der ich heute bin. Jedoch hatte ich nie das Gefühl, derjenigen begegnet zu sein, die meiner Vision gerecht wurde. Ein Gefühl des Wartens war zu einem ständigen Begleiter in meinem Leben geworden und trat mal deutlicher, mal weniger deutlich in Erscheinung.

Da ich nichts »aktiv« dafür tun konnte und wollte, liefen meine Liebesbeziehungen beziehungsweise mein Familienleben und meine Seminartätigkeit immer parallel nebeneinanderher. Sie hatten sich niemals verbunden, bis ich schließlich meiner jetzigen Partnerin und Ehefrau begegnet bin. Um dieses Geschenk anzunehmen und zuzulassen, musste ich jedoch erst mal bis ins Kleinste innerlich auseinandergenommen werden. Das geschah auf einem meiner Seminare in Glastonbury, einem für mich magischen Ort in England, der das Unmögliche möglich macht. Er ist in der Lage, die Schranken unserer Realität aufzuheben und uns viel mehr zu zeigen, als wir normalerweise in der Lage zu sehen sind. Zumindest auf mich hat der Ort immer diese Wirkung.

Was es dieses Mal noch verstärkte, war die Begegnung mit einer ganz besonderen Heilerin. In dieser Begegnung wurden mir viele Zusammenhänge offenbart, viele Erkenntnisse geschenkt und die Notwendigkeit einer Veränderung ans Herz gelegt – das heißt die große Transformation, die ich häufig bei meinen Teilnehmern während meiner Seminare beobachten kann.

Ich hatte bereits Anfang des Jahres eine Auszeit für mich gebucht, zwei Wochen Japan, im unmittelbaren Anschluss an dieses Seminar. Nach dem, was ich hier und auch davor alles erfahren und erlebt hatte, war das nötiger denn je. So konnte ich das große Chaos, das in meinem Inneren entstanden war, während dieser Zeit in Japan in mir ordnen und in eine neue Klarheit finden. Vor allem in Bezug auf meine jetzige Partnerin. Ich kannte sie zu dem Zeitpunkt schon fast zwei Jahre, spürte auch eine sehr große Verbundenheit zu ihr, doch fühlte ich mich in meinem Leben mit meiner Familie zufrieden und glücklich und wäre niemals auf die Idee gekommen, mich daraus zu lösen. An diesem Punkt in meinem Leben wurde mir jedoch klar, dass wir eine Seelenverabredung hatten. Und dass davon nicht nur mein persönliches Glück abhängig war, sondern auch vieles andere, was noch zu geschehen hatte.
Meine innere Stimme wurde ohne Rücksicht auf alle kommenden Konsequenzen in mir ganz lebendig und laut: Das ist die Partnerin, mit der du nicht nur dein Leben, sondern auch deine Berufung teilen wirst. Die, auf die du dein ganzes Leben gewartet hast. An diesem Punkt verspürte ich mehr ein Gefühl des »Zusammenkommen-Müssens« als »Zusammenkommen-Wollens«, welches mich dazu brachte, mich von meiner damaligen Familie zu lösen. Dieser Prozess dauerte fast ein Jahr und war durchzogen von Tagen, an denen ich glaubte, vor Schmerz fast verrückt zu werden.
Meinen Schritt der Trennung und Hinwendung konnten viele, die mich schon seit den 15 Jahren der Seminartätigkeit begleiteten, nicht nachvollziehen. Vielen war mein Leben als perfekt und vorbildlich erschienen. Plötzlich war das Vorbild weg. So hoch ich im Lauf der Zeit auf ein Podest gehievt worden war, so schnell wurde ich jetzt heruntergerissen. Da ich mir aber noch nie viel daraus gemacht habe, wie andere Menschen über mich denken, beobachtete ich das Ganze eher mit einer staunenden Neugier. Ich bin und bleibe in meiner Rolle eine Projektionsfläche für die Vorstellungen, Wün-

sche und Ängste der Menschen, die zu mir kommen. Das Wenigste davon hat mit mir selbst zu tun.

Doch zurück zu meiner Transformation. In manchen Momenten kamen Unsicherheit und Zweifel hoch: Was, wenn sich meine innere Stimme innerhalb von drei Monaten in nichts auflöst und die neue Partnerschaft komplett scheitert, während ich vieles von dem, was mir so lieb und teuer war, aufgegeben habe? Ich stellte mir zwar diese Fragen, aber das Vertrauen auf meine inneren Impulse war stärker.

Seitdem sind 15 Jahre vergangen. Meine Seelengefährtin und ich teilen eine Familie, eine Ehe und den spirituellen Weg miteinander. Wir haben mehrere Hundert Seminare miteinander gegeben und viele Menschen durch das wertvolle gemeinsame Wirken von Frau und Mann tief berührt. Diese Partnerschaft hat meine Arbeit bereichert und weiterentwickelt und tut es noch immer.

Auch wenn es mir nicht ganz bewusst war, hatte ich mein durch K. I. gewonnenes autarkes System eher als Schutz zwischen mich und andere Menschen gestellt. Nun wurden die Begegnungen, die Kontaktfähigkeit, die Offenheit im Umgang mit den Menschen zu einem sehr wichtigen Teil meines Lebens. Der von mir geprägte Satz: »Sich offen und verletzlich zu zeigen ist eine der größten Stärken des Menschen, keine Schwäche« war bereits vorher entstanden, hat aber erst in der Seelenpartnerschaft eine neue Bedeutung für mich gewonnen. In tiefem Kontakt miteinander zu sein, vor allem in den Zeiten, in denen man am liebsten davonlaufen würde, haben mir und uns die Tür zu einer ganz neuen Wirklichkeit geöffnet.

Wir Menschen sind in unserem Wesen paradox genug, eine große Sehnsucht nach Nähe und Kontakt zu haben und gleichzeitig auch eine große Angst davor. Wir finden genügend Gründe, um Kontakt nicht zuzulassen beziehungsweise ihn zu umgehen. Wir flüchten uns in Spaß, Abenteuer oder Berufsleben. Wir verlassen Partnerschaften, sobald die ersten Probleme auftauchen, oder nehmen so vieles hin, dass wir unter dieser Last fast zerbrechen.

Um wieder in den vollständigen Kontakt zu gehen, bietet K. I. einen Boden, nicht nur für eine erfüllte Partnerschaft, sondern für jede Art von Kontakt. Nähe mit einem Gegenüber ist nur dann möglich, wenn wir tiefen Kontakt mit uns selbst erfahren. Da wir diese Fähigkeit aber mehr oder weniger verlernt haben, berauben wir uns einer der schönsten Erfahrungen, die ein Mensch hier auf Erden machen kann: der Berührbarkeit, die aus einer Begegnung mit einem anderen menschlichen Wesen entsteht. Somit entwickeln sich die meisten Beziehungen nach der Verliebtheitsphase eher zu einem Kampf oder ersticken an einem Mangel an Lebendigkeit.

Wir wollen das Schöne, lehnen aber gleichzeitig das Unschöne ab und landen dadurch in einer Welt der Oberflächlichkeit. Du kannst aber »niemals dein ganzes Lachen lachen, wenn du nicht deine ganzen Tränen weinen kannst«, wusste schon der Dichter Khalil Gibran. Selbst inmitten einer schwierigen Situation können wir uns tief begegnen, uns gegenseitig Liebe und Präsenz schenken und einander annehmen. Und gerade die schwierigen Situationen benötigen unsere Liebe und unsere Präsenz ganz besonders, da sonst unsere Verletzungen nicht heilen können. Leider verlieren wir uns aber in den Wunschbildern einer Partnerschaft und vergleichen unsere Beziehung stets mit dieser Vorstellung. So fügen wir uns häufig großes Leid zu, denn keine Partnerschaft kann so einer Erwartung standhalten.

Einen Menschen so anzunehmen, wie er ist, verändert ihn mehr als tausend Worte, denn es verändert etwas ganz Wesentliches in uns selbst. Wir machen den anderen dann nicht zur Baustelle unserer Träume und Vorstellungen, sondern begegnen ihm mitten im Leben und geben uns gemeinsam den schwierigsten Augenblicken hin. So eröffnet sich uns eine ganz neue Art, mit den sogenannten Schwierigkeiten umzugehen, die in jeder Beziehung unweigerlich auftauchen. Diese Fähigkeit bringt uns weder an ein Ziel, noch gibt sie uns das Gefühl des Angekommenseins. Im Gegenteil, es braucht immer wieder Bewusstsein und Körpergegenwärtigkeit, um miteinander in

Bewegung zu bleiben. Und es braucht dafür vor allem eine ordentliche Portion Mut, um mit dem in Kontakt zu bleiben, was mir gerade begegnet. Wenn meine Partnerin wütend ist, fühle ich mich von der Dimension weiblicher Wut völlig übermannt. Jede Faser meines Körpers möchte vor dieser Situation fliehen. Wenn ich jedoch im Kontakt mit meiner Frau bleibe und ihr und der Situation meine Präsenz schenke, eröffnet sich für uns eine ganz neue Ebene. Alles entspannt sich, meine Partnerin fühlt sich gesehen und wahrgenommen, Tränen fließen, und die Situation verändert sich. Etwas in uns beiden beginnt zu heilen. Eine Intimität erfüllt den Raum, die wir vorher nie in einer solchen Situation vermutet hätten, und wenn noch etwas zu tun oder zu sagen bleibt, sprechen wir es aus. In meinem persönlichen Leben begegne ich denselben Herausforderungen und Schwierigkeiten wie andere auch. Jedoch indem sowohl ich wie auch meine Partnerin die Prinzipien der K. I. verinnerlicht haben, eröffnet uns das einen bewussten und körpergegenwärtigen Umgang mit diesen Situationen.

K. I. UND BEZIEHUNGSFÄHIGKEIT

Wir sind mit allem ausgestattet, was wir für liebevolle und tiefe Beziehungen brauchen, wir müssen es nur freilegen. Ein Same, aus dem ein wundervoller Baum erwächst, fragt nicht nach dem Weg oder den Tipps zu seinem Wachstum. Er verlässt sich auf die Kraft und das Potenzial, das in ihm angelegt wurde. Der KörperIntelligenz-Zugang eröffnet dieses Potenzial und damit auch neue Wege in der Paarbeziehung. Jeder Partner steht präsent für sich, was einen Nährboden für die Heilung der Wunden schafft, die wir aus der Kindheit sowie aus früheren Beziehungen mitgebracht haben. Im Raum der Präsenz beginnt Heilung. Auf diese Art werden unsere Partner zu unseren größten Lehrern. Denn nichts konfrontiert uns stärker und schmerzhafter mit unseren Schatten und Wunden wie die eigene Beziehung. Aber wo viel Schatten ist, ist auch viel Licht. In jeder Wunde steckt ein großes Potenzial. Durch unseren präsenten Umgang damit fängt die hier blockierte Energie wieder an zu fließen und steht uns als pure Kraft zur Verfügung. So dienen unsere Beziehungen der Heilung und der Entfaltung unseres Wesens.

Durch diese Art des Kontaktes kann ich seit Jahren in den Seminaren beobachten, wie schnell in Begegnungen unter fast fremden Menschen ein Gefühl des Sehens und Gesehenwerdens entsteht. Der Raum ist voller Wertschätzung für- und Achtung voreinander. Viele essenzielle Aspekte unseres Wesens kommen in uns zur Geltung und offenbaren sich in diesen Begegnungen. Im Alltag erleben wir dies an unspektakulären Orten und auf unspektakuläre Weise. In der Bahn, im Restaurant oder bei einem Spaziergang begegnen wir zufällig einem Menschen, der ebenfalls die Sehnsucht nach diesem tiefen Kontakt in sich trägt. Denn Kontaktfähigkeit wirkt anziehend auf andere Menschen. Wir erleben dabei mit einem Gegenüber einen hohen Grad der Intimität und der Vertrautheit, ohne wirklich etwas voneinander zu wissen oder uns körperlich näherzukommen. Präsenz begegnet Präsenz. Diese Kontaktfähigkeit ist der Boden, auf dem die Chance gedeihen konnte, die vielen Prüfungen mit meiner Partnerin zu durchleben, ohne dass die Beziehung auseinanderbrach. Egal wie heftig unsere jeweilige Situation zu sein schien, sobald wir wieder miteinander präsent waren, konnten wir jeden noch so festen Knoten zwischen uns lösen.

Ich erwähne hier deshalb so oft Partnerschaft, denn hier gelingt es uns in schwierigen Situationen am wenigsten, miteinander in Kontakt zu bleiben. Aus diesem Grund betrachte ich Beziehung auch als die ultimative spirituelle Disziplin. Jede Beziehung, in der Liebe vorhanden ist, bringt das Dunkelste und die tiefsten Wunden in uns an die Oberfläche. Aber all das, wovon hier die Rede ist, lässt sich auch auf Freundschaften, zufällige Begegnungen, Arbeitsbeziehun-

gen und alles Lebendige übertragen. Ebenso auf die komplexen Beziehungen zu den Eltern. Man sagt ja nicht umsonst: »Wenn du glaubst, erleuchtet zu sein, besuche eine Woche deine Eltern.«
Immer dann, wenn ich in einem tiefen Kontakt mit mir selbst bin, bewege ich mich im Leben aus einem inneren Ort der Präsenz heraus, was die Qualität meines Lebens und meiner Beziehungen enorm steigert oder auch die automatisch ablaufenden Reaktionen unterbricht. Die allermeisten Probleme entstehen daraus, dass wir mit der Essenz der Dinge und der eigenen Essenz nicht in Kontakt sind. Wir handeln und entscheiden dann aus angespannten und gestressten Orten in uns selbst heraus, erschaffen Resonanzen, die uns selbst nicht guttun, finden uns an Orten wieder, wo wir nicht sein wollen, spüren uns und unsere Bedürfnisse nicht mehr.

Nur wenn ich in einem tiefen Kontakt mit mir selbst bin, bin ich fähig, in einen tiefen Kontakt mit meinem Gegenüber zu treten.

Sobald ich wieder mich selbst wahrnehme und mich dadurch mit einer tieferen und größeren Version von mir selbst verbinde, verändert sich alles. Ich steige aus einem Leben, das von Funktionalität und Automatismus geprägt ist, aus und fange an, ein bewegendes und berührendes Leben zu leben, das wert ist, gelebt zu werden. Ich treffe nur noch Entscheidungen, die diese neu gewonnene Qualität des Lebens unterstützen, bin mir treu und begegne sowohl mir als auch anderen mit tiefer Wertschätzung und Verbundenheit.
Daher schaue ich mit großer Besorgnis auf die Geschehnisse unserer Zeit, darauf, wie schleichend die Kontaktlosigkeit in allen Aspekten des Lebens ihren Tribut fordert. Der Mensch verliert die Anbindung an sich selbst und bewohnt seinen Körper nicht mehr. Dieser Natürlichkeit beraubt, verliert er auch die Fähigkeit einer echten Be-

gegnung mit seinen Mitmenschen. Wir tauschen Meinungen, Wissen, Konzepte aus, ohne davon wirklich im Inneren je berührt zu werden. Wir wollen lieber recht haben, als in einen offenen Kontakt zu treten, etwas von uns preiszugeben und von anderen etwas anzunehmen. Wir wissen nichts mehr voneinander, was von Bedeutung ist. Wir stopfen unsere Köpfe voll mit zu vielen unnötigen Informationen, ohne das Gefühl, davon bereichert zu werden.

Aus diesen Gründen ist für mich bei der Entwicklung, die wir gerade in der Welt beobachten, ein physisches Zusammenkommen von Menschen unabdingbar. Denn den Preis, den wir für Entfremdung und Isolation zahlen, bemerken wir erst viel zu spät. Die verschiedensten Onlineangebote sprechen unsere Bequemlichkeit an, sind aber gerade für eine Gesellschaft, die den Kontakt zu ihren Körpern verloren hat, mit großer Vorsicht zu genießen. Wir haben schon den Kontakt zur Erde (und damit zu unserer Erdung) und ihren lebensspendenden Rhythmen verloren. Wären wir uns selbst überlassen, wären die meisten von uns bereits nicht mehr überlebensfähig in der freien Natur. Wenn wir aber noch zusätzlich unsere zwischenmenschliche Kontaktfähigkeit verlieren, verlieren wir eine der kostbarsten Fähigkeiten, die uns als Menschen überhaupt ausmachen.

Die sozialen Medien berieseln uns mit ihren Angeboten und täuschen uns einen Kontakt vor, der in Wirklichkeit keiner ist. Menschliche Nähe, Wärme, Körperkontakt sind durch nichts zu ersetzen. Wer seinen Partner oder seine Partnerin liebevoll in den Arm genommen hat, wer sein Kind in den Schlaf gewiegt hat oder wer seinem sterbenden Elternteil die Hand gestreichelt hat, weiß genau, was es bedeutet, in tiefem Kontakt miteinander zu sein. Das weitet sich natürlich auf alles Lebendige aus. Wir meinen so viel von den Pflanzen, Bäumen und den Tieren zu wissen. Wer von uns ist jedoch in der Lage, in eine tiefe Begegnung und Beziehung mit ihnen zu treten und sie wirklich in ihrer Natur zu spüren, zu erfassen und zu erleben? Daher ist unser sogenannter Fortschritt ein Schritt, unter dem unser Menschsein sehr leidet. Jedenfalls solange wir so wenig in unseren Körpern anwesend und geerdet sind und unfähig zu tiefem Kontakt und Begegnung. Im Rahmen der Digitalisierung sind wir zwar immer mehr »connected«, jedoch immer weniger in Kontakt. Nicht erst seit dem Phänomen Corona, wo physical distancing mit social distancing verwechselt wird, ist Kontaktlosigkeit prägend für unser Leben. Wenn wir betrachten, dass der Rückgang des echten, offenen Kontaktes zu unseren Mitmenschen eigentlich nur ein Symptom des Kontaktverlustes zu uns selbst und somit letztlich zum Leben darstellt, scheint social distancing ein erstaunlich ehrlicher Begriff zu sein – und ein Ergebnis der oftmals fehlenden Gleichzeitigkeit und Gleichwertigkeit von Körper, Geist und Seele.

Impuls

Mit dieser Übung kannst du ein Erfahrungsfeld für zwei wichtige Wahrnehmungen schaffen. Erstens: Wie tief bin ich mit mir selbst verbunden? Bewohne ich meinen Körper wirklich? Diese Erfahrung kannst du für dich allein machen, du lässt dann die Feedbackrunde jeweils weg. Zweitens: Wie wirkt sich meine Körperverbundenheit auf den Kontakt mit meinem Gegenüber aus? Für diese Erfahrung machst du die Übung zusammen mit einem Partner, der dir gegenüber sitzt. Ich beschreibe im Folgenden die Partnervariante.

- Setz dich mit aufgerichteter Wirbelsäule auf den Boden. Dein Partner hat die Aufgabe, dich und das, was in der Übung geschieht, zu beobachten und es hinterher in Worte zu fassen.
- Versuch nun, deine ganze Aufmerksamkeit auf deinen Kopf zu lenken und die Energie, die immer der Aufmerksamkeit folgt, dort zu bündeln. Beobachte dann, was dieser Fokus auf den Kopf mit dir macht. Wie geht es dir, wenn deine ganze Energie nur dort oben ist? Was empfindest du?

- Geh nun mit deinem Gegenüber in Kontakt und spür die Qualität der Verbindung, die zwischen euch entsteht. Wie geht es euch miteinander? Wie viel Verbundenheit kannst du spüren?
- Jetzt hol dir ein Feedback von deinem Partner. Wie nimmt er dich wahr? Wie empfindet ihr beide diese Begegnungen – angenehm oder eher anstrengend?
- Versuch im nächsten Schritt, dich etwa bis zu deinem Nabel zu spüren beziehungsweise zu bewohnen. Fülle mit deinem Gewahrsein diesen Bereich aus. Wie geht es dir damit? Wie fühlt es sich jetzt an? Hat sich etwas verändert? Dann geh wieder in Kontakt mit deinem Partner, lass dir Feedback geben und tauscht euch miteinander aus. Die meisten Menschen fühlen sich in diesem Zustand einigermaßen wohl. Jedoch sind unsere Emotionen hier nicht geerdet, und viele Verstrickungen sind möglich. Oft reagieren wir in diesem Zustand aus unseren eingefahrenen Mustern heraus, agieren wenig bewusst.
- Im letzten Schritt füllst du deinen ganzen Körper mit deiner Aufmerksamkeit und Energie. Spür dich vom Kopf bis zu den Füßen und lass zu, dass auch der Raum um dich lebendig wird. Das ist der Zustand der Präsenz. Du spürst deinen Körper von innen, und gleichzeitig füllst du den Raum darum herum. Wie geht es dir dabei? Spürst du die warme, ruhig pulsierende Präsenz? Versuch, ein bisschen in diesem Zustand zu verweilen und ihn zu genießen. Dann geh wieder in Kontakt mit deinem Partner. Wie fühlt er sich jetzt an? Wie nimmt er dich wahr? Was hat sich zwischen euch verändert? Gebt euch wieder gegenseitig Feedback und genießt den tiefen, ruhigen, berührenden Kontakt, das wahre Miteinandersein.

EIN KURZER AUSFLUG IN UNSER INNENLEBEN

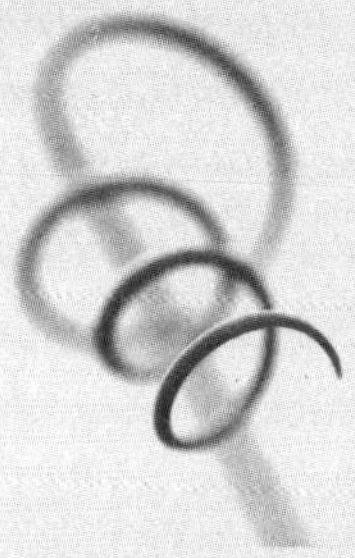

KörperIntelligenz hilft uns, Emotionen nicht in gute und schlechte einzuteilen, sondern sie im freien Fluss der Energie zu durchleben.

EMOTIONEN UND GEFÜHLE

An dieser Stelle des Buches sollte uns allen bereits klar geworden sein, dass der Verstand als Richtungsgeber im Leben so seine Tücken hat. Da mag es naheliegen, stattdessen einfach unseren Gefühlen zu folgen. Dabei gibt es allerdings einen Haken, denn auf der Ebene der Gefühle ist die Energie schon sehr blockiert und kann nicht mehr frei fließen.

Schauen wir uns dazu die Grafik auf der gegenüberliegenden Seite an. Wir beginnen auf der untersten Ebene. Der Mensch ist ein wahrnehmendes Wesen. Das bedeutet, wir nehmen ständig eine riesige Menge an Informationen in unser System auf. Diese Wahrnehmungen lösen dann in uns Empfindungen aus. Empfindungen sind nach meiner Definition die Bewegungen der Energie, die in meinem Körper und meinem Energiefeld aufgrund meiner Wahrnehmung im gegenwärtigen Augenblick erzeugt werden. Dabei bewegt sich die Energie total frei und steht mir voll zur Verfügung.

Das endet jedoch abrupt auf der nächsten – in unserem Modell auf der mittleren – Ebene. Da greift nämlich unser Verstand ein. Die Limitierungen des Verstandes haben wir an früherer Stelle schon ausgiebig behandelt (siehe Seite 87 bis 108), deshalb hier nur kurz die für diesen Kontext wesentlichen Ausführungen: Der Verstand fängt an, sich mit dem, was gerade in unserem Leben aufgetaucht ist, zu beschäftigen, sei es eine Situation, ein Problem oder einfach eine Erfahrung. Er wertet und analysiert anhand des Abgleichs mit vergangenem Geschehen, erschafft daraus Geschichten und sucht so nach Lösungen und den besten Handlungs- beziehungsweise Vermeidungsstrategien. Somit kann die Energie hier weder neutral noch frei sein. Man könnte auch sagen, ab jetzt bewohnen wir unseren Körper nur noch teilweise, haben keine Erdung mehr, und die Energie zirkuliert nur in den oberen Bereichen unseres Körpers, hauptsächlich im Kopfbereich.

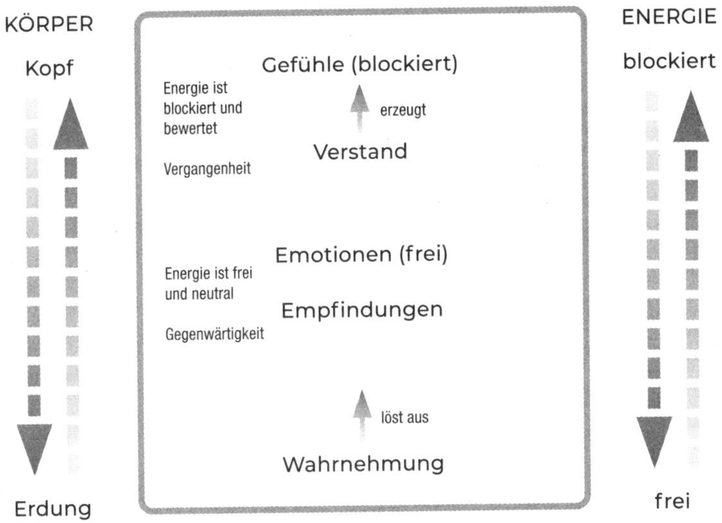

Der moderne Mensch – als Empfindungswesen geboren, als Denkwesen gestrandet.

Das geht aber noch weiter. Je höher wir in unserem Modell gelangen, desto stärker wird unsere Energie blockiert. Sind wir auf der Ebene der Gefühle angekommen, ist die Energie schon ganz fest. Spätestens jetzt wird verständlich: Sich von den Gefühlen leiten zu lassen kann in keinster Weise hilfreich sein. Denn Gefühle sind keine adäquate, unabhängige Reaktion auf eine Situation, sondern werden durch den Verstand erzeugt. Unser Verstand gleicht jede Situation mit seinen sich ewig selbst bestätigenden und sich reproduzierenden Gedanken ab. Sie wird durch die gesamte Bewertungsmaschinerie des Verstandes und die Festplatte aller vergangenen Geschehnisse durchgeschleust und gibt so ein völlig verzerrtes Bild dessen wieder, was gerade ist.

Nun kennen wir neben »Gefühl« noch einen weiteren Begriff im Deutschen, der etwas beschreibt, was wir fühlen: »Emotion«. Emo-

tionen sind nicht dasselbe wie Gefühle, und Emotionen sind schon gar nicht dasselbe wie Empfindungen. Emotionen sind Grundfärbungen der Energie, die wir auf diese Daseinsebene hier auf die Erde mitgebracht haben, um uns kreativ auszudrücken. Wir haben als Werkzeug unseres Selbstausdrucks eine riesige »Malpalette« bekommen, auf der alle Farben vorhanden sind, die es nur gibt. Bei diesen Farben handelt es sich um die emotionalen Grundfärbungen der Energie.
Wir kommen als neugierige und offene Wesen auf die Welt und beginnen automatisch, mit diesen Farben zu spielen. Ziemlich schnell taucht aber das erste Problem auf: Während wir in den Farben schwelgen und sie genießen, kommen Mama und Papa und unsere Umwelt und beginnen, uns in Bezug auf die Nutzung unserer Farben beziehungsweise Emotionen zu (v)erziehen: »Rot (Freude) ist eine tolle Farbe, das darfst du immer benutzen, aber von diesem Schwarz (Trauer) lässt du besser die Finger. Gelb (Ärger), na ja, geht hin und wieder schon, aber ne, das Braun (Aggression) ist nicht akzeptabel, das möchten wir hier gar nicht haben.« Sie bewerten die Farben, mit denen wir spielen, das heißt unsere Emotionen. Dadurch werden von Anfang an unsere kreativen Ausdrucksmöglichkeiten verkleinert, und eine erste Lektion im Verdrängen unserer Emotionen ist uns damit auch erteilt. Man bringt uns somit sehr früh bei, was eine gute und was eine schlechte Emotion wäre. Manche scheinen vielleicht hin und wieder notwendig oder sogar unvermeidlich zu sein, aber besser wäre es, nur bei den als positiv bewerteten zu bleiben.
Damit sind wir dann erneut in der Dualität angekommen. Manche Emotionen halten wir für negativ und trauen uns nicht, sie zu leben oder sie zuzulassen. Stattdessen sperren wir sie weg. Im Gegensatz dazu haben sie in der Polarität einfach eine eigene Qualität, und alle Emotionen sind gleichwertig.
Die bisherigen Ausführungen zeigen, dass alles, was wir fühlen, zwei Aggregatzustände haben kann: Emotion oder Gefühl. Nehmen wir zum Beispiel die Trauer. Wir können sie sowohl auf der Empfin-

dungsebene erleben oder verfestigt und von der Vergangenheit geprägt auf der Gefühlsebene. Gefühle sind durch den Verstand bewertete Empfindungen. Das heißt, auf der Empfindungsebene kann sich die Emotion vollständig ausdrücken, weil die Energie frei fließt. Auf der Gefühlsebene ist sie blockiert. Als Empfindung, sprich sich frei bewegende Energie, wird die Trauer sich einen kreativen Ausdruck suchen. In so einem Ausdruck sind zum Beispiel die schönsten Lieder, Gedichte und Bücher entstanden. Ebenso kann diese Art der Trauer zu einer Medizin für uns selbst und die Welt werden und die Entwicklung von tiefer Empathie und Mitgefühl fördern. Auf der Gefühlsebene wird Trauer eher das Gegenteil davon mit sich bringen. Sie kann in ihrer blockierten Form zu Depression, Abgestumpftheit oder Taubheit führen.

INTENSIVES TRAUERERLEBNIS

Durch meine eigene Erfahrung weiß ich, welchen Unterschied dies im Leben macht. Ich hatte das schwierige Verhältnis zu meinem Vater bereits erwähnt, aber wir waren uns in den letzten Jahren seines Lebens wieder nahegekommen, hatten uns wieder versöhnt. Bevor er starb, lag er mehrere Wochen im Koma im Krankenhaus. Ich wohnte weit entfernt, hatte aber den drängenden Impuls, ihn unbedingt noch einmal sehen zu müssen, um mich von ihm zu verabschieden.
Ich fuhr also ins Krankenhaus und saß dann ungefähr eine Stunde bei ihm. Das hat sich richtig und gut angefühlt. Sogar so gut, dass ich ihm sagen konnte, bei mir würde nichts mehr von dem, was in früheren Jahren zwischen uns geschehen war, verhaftet bleiben. Alles war für mich von dem Moment an bereinigt. Und es schien, dass auch mein Vater genau das brauchte, denn eine Stunde, nachdem ich das Krankenhaus verlassen hatte, ist er gegangen. Das ging mir nahe, und ich habe intensiv getrauert.

Knapp eine Woche später fand die Beerdigung statt, und meine Familie kam zusammen. Ich habe eine große Familie, in der ich das siebte von acht Kindern bin. Ich hatte allerdings immer das Gefühl, ein Alien zu sein und dass meine Familie gar nicht meine Familie ist. Es kam mir fast so vor, als hätte ich mir nur schnell einen Platz gesucht, um wieder auf diesem Planeten aktiv werden zu können. Nicht, dass wir ein schlechtes Verhältnis gehabt hätten, aber ich hatte einfach immer das Gefühl, nicht wirklich dazuzugehören.

Nun traf ich also meine gesamte Familie auf der Beerdigung wieder. Sie kamen zu mir und fragten mich, was mit mir los sei. Ich verstand ihre Frage nicht: »Wie meint ihr das, was mit mir los ist?« »Der Tod unseres Vaters ist erst eine Woche her, und du trauerst gar nicht mehr.« Und sie hatten recht, ich habe nicht mehr getrauert. Meine ganze Trauer hatte sich zuvor auf der Ebene der Empfindungen abgespielt. Das heißt, ich hatte die Emotionen, die auftauchten, vollkommen zugelassen. Sie durften sich völlig frei bewegen. Das führte dazu, dass sich die Trauer sehr schnell aufgelöst hat. Emotionen als »Werkzeuge« sind nämlich dazu gedacht, uns in der jeweiligen Situation Energie zur Verfügung zu stellen, um genau diese Situation besser meistern zu können.

DAS BESONDERE AN FREUDE UND AGGRESSION

Eine Emotion, die sich vollkommen frei ausdrücken darf, wenn sie auftaucht, ganz gleich welche, hat eine Verweildauer von sieben bis maximal neunzig Sekunden. Danach hat sie sich komplett aufgelöst. Manche Menschen hängen allerdings jahrelang in ihrer Trauer fest. Weil sie in der auslösenden Situation die Emotion, die ihnen ja zusätzliche Energie zur Verfügung stellen soll, nicht fließen lassen, wird diese Energie blockiert, und sie stecken im Gefühl fest. Dieses Prinzip gilt für alle Emotionen, mit einer einzigen Ausnahme:

der Freude. Bei der Freude ist es genau umgekehrt. Freude als Gefühl ist nur ein kurzer Kick, der wieder den nächsten Kick und den nächsten Kick und wieder den nächsten braucht, um aufrechterhalten zu werden. Und um dieselbe Menge an Freude zur energetischen Belohnung zu erhalten, muss der jeweils nächste Kick natürlich immer höhergeschraubt werden. Auch das erklärt, warum unsere Gesellschaft so funktioniert, wie sie funktioniert.

Im Gegensatz dazu ist Freude auf der Empfindungsebene die allem zugrunde liegende Farbe des Lebens, die auch in allen anderen Emotionen mitschwingt. In dem Moment, in dem ich eine beliebige Emotion zulasse und sie frei fließen lasse, erfahre ich einen Zuwachs an Energie im Körper, und das Zulassen dieser sich bewegen wollenden Energie ist immer mit Freude verbunden, die innerhalb kürzester Zeit auch im Körper spürbar wird. Wir erinnern uns an meine Erfahrung auf dem Schulhof und die Zeilen aus Schillers »Ode an die Freude« (siehe Seite 75).

Energie, die sich frei bewegen darf, erzeugt immer Freude, und Freude bringt immer Energie in Bewegung.

Nun kommen wir zu einer gesellschaftlich sehr verpönten Art von Emotion, und zwar der Aggression. Aggression wird oft als eine negative Emotion betrachtet. Sogar in der Psychologie wird sie als schädigende Energie definiert, die destruktiv nach außen und im Sonderfall nach innen gegen einen selbst wirkt. Das stimmt auch, aber nur wenn Aggression als Gefühl auftritt. Dann ist Aggression destruktiv. Aggression als Empfindung hingegen ist unsere ursprüngliche Lebensenergie, die uns den Handlungsimpuls und den Mut gibt, Situationen zu meistern und unsere ganze Energie einzubringen. Auch bildet sie die Grundlage unserer Kreativität.

Wer sich mit Energiearbeit beschäftigt, weiß, dass Aggression aus dem zweiten Chakra kommt. In diesem Chakra, dem Sakralchakra, stecken unsere Sexualität, Aggression und Kreativität. Aggression ist in unserer Gesellschaft ein absolutes Tabuthema, genauso wie Sexualität. Wie sollen wir aber kreativ sein, wenn wir unsere Sexualität oder Aggression nicht leben können? Eine wirklich gesunde Sexualität hat immer einen Funken Aggression dabei, aber eben keinen destruktiven oder zerstörerischen. Daraus entsteht dann auch die Kreativität. Im Gegensatz zur heutigen Zeit, in der wir diese Themen häufig tabuisieren, haben sich Künstler früher sehr häufig in einem sexualisierten Umfeld bewegt. Der Zusammenhang zwischen Sexualität und Kreativität war dem Maler mit seiner Muse noch völlig klar. Auch Königinnen hatten ihre Liebhaber, die sie energetisch dabei unterstützt haben, gute Entscheidungen zu treffen und kreative Lösungen zu finden. Aggression befähigt einen kleinen, schwachen und dünnen Grashalm, durch eine Asphaltdecke zu wachsen und so sein kreatives Potenzial als Pflanze zu leben. Durch reine Kraft und Destruktivität wäre dies niemals möglich. Die Aggression als unsere absolute Naturkraft wird uns durch eine negative Konnotation von Kindesbeinen an entzogen.

ZURÜCK ZU DEN EMPFINDUNGEN

Die Bewegung durch die Ebenen von Wahrnehmung, über Emotionen hin zu Gefühlen (siehe Grafik Seite 141) ist umkehrbar. Weil Gefühle durch den Verstand bewertete Empfindungen sind, können sie auf demselben Weg auch wieder Empfindungen und damit frei fließende Emotionen werden. Normalerweise, wann immer wir etwas erfahren, landen wir sofort oben im Verstand und bei den Gefühlen. Durch unsere KörperIntelligenz können wir wieder zurückkommen, indem wir die Verstandesbewertung aus der jeweiligen Situation herausnehmen. Das heißt, wir nehmen die Situation an und gehen nicht in den Widerstand. Dadurch wird die verfestigte Energie wieder frei, blockierende Gefühle lösen sich auf, und wir können wieder aus unserem Gesamtpotenzial mit einer angemessenen Empfindung handeln. Je öfter wir diese Erfahrung und den Wandel im Bewusstsein erleben, umso öfter gelingt es uns in Zukunft. Es wird nicht immer der Fall sein, da wir dazu viel zu sehr Mensch sind, aber in vielen Situationen gelingt es uns, die Grenze zur Ebene des wertenden Verstandes erst gar nicht mehr zu durchbrechen und stattdessen in unserem Erleben, in unserer Wahrnehmung und der dabei frei fließenden Empfindung zu bleiben. Zusammenfassend könnte man sagen, dass sich im oberen Teil des Modells unsere Ziele, unser Wollen, unsere Absichten und unsere Intentionen befinden und im unteren unsere Intuition, unsere innere Stimme, unsere Impulse und unsere Verbindung zur Seele und das Göttliche in uns. Unsere Aufgabe wäre es also, vor allem in den für uns etwas schwierigeren Situationen, nachzuspüren und festzustellen, wo wir uns gerade innerhalb dieses Modells befinden. So könnten wir uns, statt uns gleich auf das Problem zu stürzen, erst einmal in den natürlichen Grundempfindungszustand zurückentspannen und aus diesem Blickwinkel die Situation neu betrachten. Manchmal reicht es schon, einfach nur nicht aktiv zu werden und eine Nacht darüber zu schlafen! Denn unsere KörperIntelligenz besitzt selbstregulierende Kräfte und nutzt sie auch gerne, wenn wir ihr nicht im Wege stehen.

WAHRNEHMUNG SCHULEN

Ich kann mich daran erinnern, dass es mir zu Beginn meiner Seminartätigkeit alles andere als leicht fiel, vor Gruppen zu stehen, obwohl ich Lehramt studiert hatte. Es war für mich schwierig, mich vollkommen offen zu zeigen und meine Herzensthemen zu vermitteln. Teilweise verspürte ich regelrecht Panik, wenn ein neues Semi

nar anstand. Eines Tages befand ich mich auf der Autobahn Richtung Passau auf dem Weg zu meinem nächsten Seminar. Je näher ich meinem Zielort kam, desto mehr rebellierte mein Körper. Ich verspürte Übelkeit, und mein Solarplexus (dichtes Nervengeflecht im Oberbauch) wurde enger und enger. Es ging sogar so weit, dass ich ernsthaft darüber nachdachte, umzukehren und das Seminar einfach abzusagen. Daraufhin steuerte ich den nächsten Parkplatz an und stellte den Motor ab, um mich zu beruhigen. Fast zehn Minuten saß ich da und hoffte, dass es besser würde. Die Panik spitzte sich jedoch weiter zu. Ich konnte spüren, wie in meinem Solarplexus eine energetische Kugel immer größer und fester wurde, sich beim Hinspüren aber gleichzeitig lebendig anfühlte. Schließlich glaubte ich, den Schmerz nicht mehr aushalten zu können. In dem Moment geschah es. Ich gab einfach auf und ließ mich völlig in die Situation fallen.
Aus der festen Kugel wurde auf einmal eine Energiemasse, die in mir implodierte, sich befreit in meinem ganzen System ausbreitete und die ganze blockierte Emotion der Panik transformierte – so einen Freudenausbruch hatte ich noch nie erlebt. Freudentränen liefen meine Wangen hinunter, und ich wurde von schier unerträglichen Glücksgefühlen überwältigt ...
Wenn wir uns aus der KörperIntelligenz heraus bewegen, dann ist jede noch so kleine Bewegung in der Lage, einen riesigen Freudenstoß in unserem ganzen Körper zu erzeugen. Anfangs haben wir vielleicht noch nicht die Kapazität, das wahrzunehmen, weil wir noch so mit Erfolg oder Misserfolg beschäftigt sind. Später wird jedoch deutlich wahrnehmbar, dass jede kleine Bewegung, die ganz natürlich aus der Körperlichkeit erfolgt, mit einem emotionalen Freudenschrei im ganzen System verbunden ist, da wir uns vollkommen natürlich bewegen und die Energie frei fließen kann.
Wie zuvor beschrieben, sind Emotionen Grundfärbungen der Energie, die wir als Werkzeug mit auf die Welt gebracht haben, um uns kreativ in unserem Menschsein auszudrücken. Ein Werkzeug ist et-

was, was ICH benutze, wenn ich es brauche, nach Gebrauch wieder weglege. Will ich zum Beispiel einen Nagel einschlagen, gehe ich zur Werkzeugkiste, hole einen Hammer und schlage den Nagel ein. Danach lege ich den Hammer wieder in die Kiste zurück. Genauso sollten wir es auch mit unseren Emotionen handhaben. Was jedoch viel häufiger geschieht, ist, dass wir den Hammer nach der Benutzung weiter in der Hand behalten. Das entspricht dann blockierten Emotionen, die uns in Form von Gefühlen dominieren. Das heißt, dass das Werkzeug mich benutzt, nicht – wie es sein sollte – umgekehrt, ich das Werkzeug. Wenn die Emotion nicht einfach weiterfließen darf, ist sie wie der Hammer, den ich nicht mehr aus der Hand lege. Dann ist jedoch die Hand dauernd beschäftigt und steht mir nicht mehr zur Verfügung. Gehe ich allerdings zurück in die Wahrnehmung, ist es, als würde ich den Hammer wieder weglegen und mich mit meiner Hand ohne die daranhängende Last spüren.

In der Wahrnehmung komme ich weg von den Blockierungen auf der Gefühlsebene und empfinde einfach wieder die reine Emotion.

Wenn wir Emotionen wieder als Empfindungen leben, ist es zum Beispiel möglich in einer entsprechenden Situation von null auf hundert voll in die Aggression zu gehen, weil sie in dem Moment gebraucht wird, und sie in der nächsten Sekunde wieder ganz fallen zu lassen. Es ist möglich, von null auf hundert voll in die Trauer zu gehen und sie in der nächsten Sekunde wieder ganz fallen zu lassen. Mit der Freude geht das genauso, weil ich gelernt habe, Emotionen wieder als Werkzeug zu benutzen und sie zuzulassen, wenn sie genau die erlebte Situation kreativ beschreiben.

Unsere Energie wird am meisten dadurch blockiert, dass wir, wie zuvor beschrieben, von Geburt an lernen, bestimmte Emotionen wären negativ, und wir sie deshalb nicht haben dürfen, sollen oder können. Wir sperren sie dann weg, und sie landen in den Katakomben unseres Gehirns, wo sie als blockierte Energie begraben sind, die uns nicht mehr zur Verfügung steht. Wir glauben dann, wir seien energielos. Tatsächlich aber existiert dieses Potenzial noch, wir haben nur keinen Zugang mehr dazu.

Gefühle, also bewertete Empfindungen, fühlen sich immer ein bisschen fest an und blockieren etwas in mir. Freie Emotionen fühlen sich immer sehr lebendig an. Du kannst sie im Körper an bestimmten Stellen als Bewegung wahrnehmen. Gefühle spüren wir im Körper an einer bestimmten Stelle als fest. Emotionen führen immer zu einer Bewegung im System, die sich befreiend, lebendig und sprudelnd anfühlt und, anders als bei Gefühlen, sogar immer ein bisschen Freude mitschwingen lässt. Sogar wenn wir Trauer empfinden, schwingt die Empfindung Freude mit. Trauer und Freude haben sogar die identische Grundfarbe. Sie sind von der energetischen Frequenz her gleich. Deswegen kann Trauer auch so schnell in Freude umschlagen und umgekehrt. Wir weinen Tränen, wenn wir traurig sind und wenn wir glücklich sind. Nur weil wir Trauer vermeiden wollen, können wir Freude auch oft nicht spüren.

IN DER K. I. KOMMEN DIE THEMEN HOCH

KörperIntelligenz zu spüren ist am Anfang nicht unbedingt angenehm. Wenn wir in die Präsenz gehen, konfrontiert uns das immer mit uns selbst, befördert die Dinge zu Tage, die wir vor uns selbst verstecken. Wenn wir ins Spüren gehen, spüren wir eben alles, nicht nur das, was man uns als »schöne« Emotionen verkauft hat. In der KörperIntelligenz merken die Energien hinter den emotional aufgeladenen Themen, dass nun eine Chance auf Bereinigung und Lösung besteht. Aus jahrzehntelanger Erfahrung kann ich sagen, dass nach und nach der ganze emotionale Schatten hoch- und rauskommt, sobald er angegangen wird.

Wir können auch, wenn etwas hochkommt, wieder zumachen und dieses Thema in die Katakomben zurückschicken. Das ist vollkommen legitim. Wenn wir aber die Möglichkeit nutzen, einen bislang verdrängten emotionalen Teil in uns wieder zuzulassen und dadurch die Energie zu befreien, die so lange blockiert war, verlassen wir die Opferrolle. Denn wir sind mit der Selbstverantwortung für unser eigenes Empfinden konfrontiert. Das ist nicht immer angenehm, schenkt uns aber einen großen Grad an Freiheit.

Partner sind häufig die größte Herausforderung in Bezug auf Gefühle. Er oder sie macht irgendetwas, was gar nicht gegen uns gerichtet war, und wir fühlen uns dennoch getroffen. Das liegt daran, dass dieses Wort oder diese Handlung etwas in uns getriggert und ein altes Thema zum Vorschein gebracht hat. Eine solche Situation zeigt uns also eher etwas über uns selbst als über unser Gegenüber. Bei der Liebe kommt der Schatten hoch, denn ist genug Liebe da, können auf dieser Grundlage die Schatten transformiert werden. Die Liebe davor ist der Vorgeschmack auf das Glück danach.

KörperIntelligenz macht uns nicht zu Superhelden. Man kann in der K.I. nicht so tun, als wenn Themen oder Geschehnisse uns nicht mehr beträfen. Wir haben alle noch Blockaden, wir haben uns mit der K.I. nur erinnert, wie wir blitzschnell wieder zu uns kommen und uns gleichzeitig und gleichwertig spüren. Wenn jemand zu dir kommt und behauptet, dass er zu jedem Zeitpunkt in der K.I. präsent sei, dann steck ihm eine Nadel ins Auge, und wenn er es dann noch immer ist, dann hat er recht. Alle kochen nur mit Wasser. Aber wir können mit und in der K.I. lernen, uns nicht mehr so zu verhaften, anzuhaften oder kleben zu bleiben. Stattdessen erkennen wir, dass wir uns gerade wieder in der Bewertungsschleife verfangen haben und deswegen einfach wieder aussteigen.

Erfahrungsbericht

Essenziell für mich ist das Spüren von Widerständen in den K.I.-Übungen mit seiner Referenz auf geistige Widerstände. Allein schon zu registrieren, hier liegt ein Widerstand vor, löst vieles einer Situation ganz oder zum größten Teil auf. Zudem »wandert« der Fokus weg vom Auslöser. Auch hier bestätigt sich für mich der Satz: »Was ich erfahren habe, das weiß ich, alles andere ist übernommenes Wissen.«
Frei nach dem Motto »Glaube nichts, hinterfrage alles« oder »Nichts ist, wie es scheint« hat sich mir außerdem gezeigt, in welcher Konditionierung wir unterwegs sind oder auch in welcher Box wir freiwillig leben. Das finde ich eine sehr wichtige Erfahrung, die ich in allen Seminaren von Karl machen durfte, vorwiegend natürlich da, wo die praktischen Übungen dies aufzeigen. All das praktische Erfahren, Erleben, Wahrnehmen stärkt das Vertrauen in die eigene Wahrnehmung und macht es möglich, aus Konditionierungen auszusteigen. Bewertungen treten in den Hintergrund, und ich spüre und erlebe meine eigene Kraft.
Ebenso essenziell für mich ist die optimale Körperspannung. Diese Empfindung ist eine wichtige Grundlage im Alltag: Wo bin ich präsent in mir, was passiert, wenn nicht? Wo ist meine Aufmerksamkeit? Diese Unterschiede dann praktisch zu erleben und zu spüren bringt wertvolle Erkenntnisse.
Die vielen unterschiedlichen Übungen in den Seminaren von Karl, so »klein« sie manchmal aussehen mögen, sind für die Erfahrung und das Spüren unerlässlich. Und somit für das Aufzeigen der Konditionierung – und schließlich für die Möglichkeit, daraus auszusteigen.

Gisela

DIE SACHE MIT DER ENERGIE

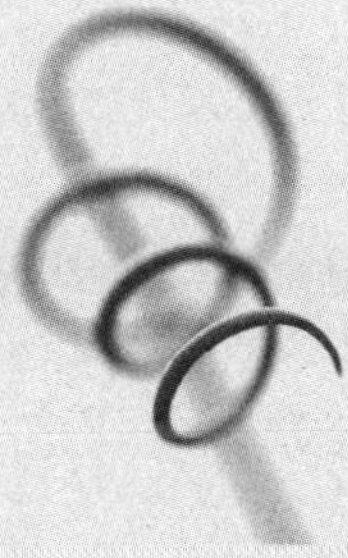

Das Leben folgt den Prinzipien einer Grundordnung. Diese ist nichts anderes als geordnete Energie.

ENERGIE IST GANZ NORMAL

Vor einigen Jahren wurden Menschen noch schief angeschaut, wenn sie Yoga gemacht haben, und als Hippies klassifiziert. Inzwischen gehören Yoga oder Qigong fast schon zum guten Ton. Sogar Firmen und Konzerne bieten Kurse an. Dadurch sind Begriffe wie Chakra, Aura oder Meridiane und vor allem Energie etwas, wovon immer mehr Menschen zumindest gehört haben. Die Massentauglichkeit des Themas Energie geht allerdings auch mit der Entstehung von immer mehr Halbwissen in diesem Bereich einher. Einige Sprichwörter und Redensarten im Deutschen weisen auf ein gewisses energetisches Grundwissen hin: »Oh, heute habe ich viel um die Ohren«, »Das Thema sitzt mir aber noch ganz schön im Nacken« oder »Ich komme mit, dann kann ich dir den Rücken stärken«. Wir verwenden solche Ausdrücke jedoch intuitiv, ohne wirklich zu verstehen, was sie energetisch bedeuten: Sie deuten auf blockierte Energie in bestimmten Körperregionen hin.

In Asien war energetisches Wissen lange Zeit Teil des ganz normalen Aufwachsens der meisten Kinder. Viele grundlegende Prinzipien wurden ganz selbstverständlich vermittelt, und Disziplinen wie Feng-Shui sind sowohl in das Privat- als auch in das Arbeitsleben integriert. Manche Menschen sind sogar der Auffassung, dass Städte wie Hongkong oder Singapur, die diese Tradition noch praktizieren, genau deswegen so wohlhabend sind.

Auf der anderen Seite wurde energetisches Meisterwissen jahrtausendelang nur in kleinen, sehr exklusiven Formaten von Meistern an ihre Schüler weitergegeben. Das ist nicht mehr zeitgemäß, was auch die steigende Beliebtheit energetischer Themen zeigt. Doch ist darauf zu achten, dass das energetische Wissen klar und unverfälscht bleibt, wenn es nun nicht mehr im Schutz von Traditionen vermittelt wird.

Wissen braucht Überprüfung, Weisheit basiert auf Vertrauen. Man kann sich zwar Wissen über Energie und Energieprinzipien aneignen, aber die Weisheit entsteht erst, wenn wir dieses Wissen auch leben. Leben heißt dabei nicht Machen, sondern Sein. Das wird oft verwechselt. Man kann in diesem Sinne keine Energiearbeit machen oder in die K. I. gehen, denn Energie ist immer da.

Als Zugang zur Weisheit ist unsere Wahrnehmung Schlüssel und Schloss zugleich. Schlüssel in dem Sinne, als unsere Wahrnehmung Erfahrungen möglich macht, durch die die Prinzipien für uns erlebbar und damit real werden. Ein Schloss kann sie sein, weil wir darauf geeicht sind, nur das wahrzunehmen, was wir schon kennen. Wenn ich also der Meinung bin, dass da nichts sei, ist die Chance, dass ich nichts wahrnehme, auch höher. So gesehen ist uns der Wahrheitsgehalt durch unsere Wahrnehmung auch verschlossen.

IM KI VEREINT

Vor einigen Jahren war ich in China mit einem hochrangigen europäischen Taiji-Meister unterwegs, der sehr gut Chinesisch sprach. Wir machten gemeinsam eine Rundreise zu vielen bekannten daoistischen und buddhistischen Orten. So waren wir zum Beispiel im Shaolinkloster und kamen relativ weit im Westen von China zu einem Kloster, in dem der höchste daoistische Abt residiert. Er ist der Leiter aller Daoisten Chinas und hatte diese hohe Stellung trotz seines relativ jungen Alters – ich schätzte ihn auf Ende 30 – inne. Dank des besagten Übersetzers und der Zugänglichkeit des Abtes kamen wir sehr intensiv ins Gespräch. Natürlich musste ich auch das Thema Energie ansprechen. Ich fragte, was seine Einsichten dazu seien, und er begann, über das chinesische Schriftzeichen des Begriffs Ki oder Qi zu reden. Anders als unsere lateinische Schrift mit ihren 26 Buchstaben kennt die chinesische Schriftsprache 80 000 bis 90 000 verschiedene Schriftzeichen. Etwa 2000 sind erforderlich, um einen Artikel einer Boulevardzeitung lesen zu können. Für

Bücher oder Literatur braucht es ungefähr 12 000 Zeichen, und ein gut ausgebildeter Universitätsprofessor beherrscht bis zu 40 000. Aber so gut wie keiner kann alle Zeichen. Doch es scheint Ausnahmen zu geben. Dieser junge Abt erzählte, er kenne alle Zeichen, die in der chinesischen Schriftsprache existieren. Und weil er alle Zeichen kenne, könne er sagen, dass das Zeichen für Energie, also Ki, ein ganz besonderes ist. Es habe eine einzigartige Stellung unter allen 80 000 bis 90 000 Zeichen, weil es erstens eines der ältesten überhaupt sei und zweitens das einzige Zeichen, in dem alle fünf Elemente gleichwertig enthalten seien.
Wer sich mit chinesischer Medizin, Kultur, Ernährung oder Kampfkunst beschäftigt, weiß, dass die Lehre der fünf Elemente alle Bereiche des Lebens durchdringt. Genau diese fünf Elemente finden sich in dem Zeichen für Chi wieder: Unten befindet sich ein brennendes (Feuer) Scheit (Holz). Über dem Feuer hängt ein Kessel aus Eisen (Metall), in dem sich gekochte Nahrung (Erde) befindet. Darüber steigt Dampf (Wasser) auf. Während bei der KörperIntelligenz Körper, Geist und Seele gleichwertig und gleichzeitig präsent sind, sind es hier alle fünf Elemente. Das zeigt die eigentliche Bedeutung von Energie in Asien als universelle Essenz des Lebens. Im Westen wird das Ki immer noch als geheimnisvoll, mystisch, übernatürlich und oft auch esoterisch betrachtet oder gar überhöht. Im asiatischen Raum ist Energie etwas viel Prosaischeres und Alltäglicheres.

WIE MAN ENERGIE (NICHT) GEWINNT

Eine der großen Fragen, die in unserer Welt immer wieder gestellt wird, ist, wie man mehr Energie gewinnt. Manche Lehrer leiten dazu an, bestimmte Übungen zu machen, die Ernährung umzustellen, zu meditieren oder Ähnliches, um mehr Energie zu gewinnen. Doch wir merken schnell, dass sich da schon wieder ein Um-

zu (siehe Seite 119 bis 122) eingeschlichen hat. Man kann Energie nicht gewinnen oder erhöhen. Wenn dies der Fall wäre, hätten wir ja im Grundzustand zu wenig und wären bereits im Mangel geboren worden. Sind wir aber nicht. Alle Energie, die wir brauchen, steht uns jederzeit zur Verfügung, wenn wir sie nicht selbst verlieren. Verlieren heißt dabei meistens blockieren. Energie verlieren wir immer, wenn wir nicht ganz bei uns sind. Wenn sich zwei Energiesysteme treffen, tauschen sie sich miteinander aus. Das ist ein ganz normaler Prozess und dient dazu, unser Gegenüber wahrzunehmen. Wenn derjenige mit dem höheren Energielevel (weniger blockierte Energie) aber nicht ganz bei sich ist, kann es sein, dass derjenige mit weniger Energie (mehr Blockaden) anfängt, an der Energie des anderen zu saugen. Der bekommt dann am Ende des Kontaktes leicht das Gefühl, ausgelaugt zu sein. Jedes Überschreiten einer Grenze bedeutet Energieverlust, da sich unsere Aura, also unser Energiefeld, in dem Moment verdichtet und die Energie irgendwo abgezogen werden muss. Da wir ständig die Grenzen voneinander überschreiten und Dinge voneinander wollen, ist Energieverlust alltäglich.
Das Einzige, was es braucht, um wieder Zugang zu unserer Energie zu erhalten, ist, zu uns zu kommen. Das klingt vielleicht recht simpel, doch mehr ist tatsächlich nicht nötig. Ich brauche weder eine violette Flamme noch einen blauen Schutzball noch irgendwelche Helfer aus der geistigen Welt, um bei mir zu bleiben und kraftvoll und energetisch durchs Leben zu gehen. Energie tendiert immer zur Einheit. Wir im Westen meinen oft, wir müssten Dinge wieder vereinen. Man kann jedoch nichts vereinen, was bereits eins ist. Wenn wir unsere Anteile oder, wie es der Abt beschrieben hat, die Elemente voneinander trennen, hört die Energie auf zu fließen. Es geht also nie darum, besser, größer, stärker oder irgendwie »energetischer« zu werden, sondern nur wieder natürlicher. Es ist gerade der Gedanke der Veränderung, auf den allein der Verstand aufspringt und der uns am Ende mehr schadet als nutzt.

OFFENHEIT IST SCHUTZ

Schutz im klassischen Sinne bedeutet Konzentration, sich auf einen Punkt (Zentrum) fokussieren. Ich kann mich also nicht auf zwei oder mehrere Punkte gleichzeitig konzentrieren, um sie zu schützen. Wenn ich aber nur auf einen Punkt konzentriert bin, bin ich eng und überall sonst abwesend und angreifbar. Dadurch, dass wir uns in der K. I. öffnen und Offenheit auch in unserem Energiefeld zulassen, bewegt sich die Energie, füllt unser ganzes Feld aus, und es entsteht Präsenz und somit Stabilität. Und dieser Zustand bietet optimalen Schutz.

Hier greift das energetische Prinzip des Vakuums: Abwesenheit zieht immer Anwesenheit an. Ein Vakuum ist in der Natur nicht vorgesehen, und die natürliche Tendenz der Energie ist es immer, einen nicht ausgefüllten Raum auszufüllen. Wenn ich also in meinem eigenen Energiefeld nicht anwesend bin, wenn ich mein System nicht präsent bewohne, bin ich eine laufende Einladung an das Leben, mit fremden Energien in mein System einzudringen und den freien Raum zu besetzen. Bin ich jedoch völlig präsent, hat keine äußere Energie mehr Platz in meinem System. Sie wird rausgedrängt und hat keine Möglichkeit mehr einzudringen. Dieses Prinzip greift oft in Beziehungen. Wir füllen gegenseitig die freien Plätze des anderen aus und verstricken uns so immer weiter. Wenn wir dann nicht anfangen, uns in der Beziehung immer wieder eigenständig zu spüren und wahrzunehmen, entstehen energetische und emotionale Abhängigkeiten und Symbiosen, die sehr kräftezehrend sein können. In der K. I. dagegen ist unser Energiesystem autark, frei von allen Verstrickungen und Verhaftungen, aber immer noch im Kontakt mit dem Außen, wenn wir das möchten.

Hier wirkt noch ein weiteres Prinzip: Das Weiche durchdringt immer das Harte. Je mehr ich mich öffne, desto mehr fließt meine Energie. Dieses weiche Fließen zersetzt alle Härte, so wie die Weichheit des fließenden Wassers tiefe Schluchten in Berge gräbt. Ein offenes Energiefeld ist weich und zersetzt somit jede wie auch immer geartete harte Angriffsenergie. Umgekehrt lässt sich unser Energiefeld niemals durch Härte zerstören. Laozi sagt dazu: »Das Weiche siegt über das Harte, das Schwache siegt über das Starke.«

Die Dinge geschehen zu unserem besten Wohle, wenn wir präsent sind. Denn Präsenz ist Ordnung, und Abwesenheit ist Chaos. Alles richtet sich nach dem ordnenden Prinzip, das den Impuls setzt. Alles andere muss ihm folgen. Unsere Präsenz, unser Raum und unsere Offenheit arbeiten für uns. Deswegen ist Energiearbeit keine Arbeit, denn sie wird für uns getan oder geschieht durch uns. Dies wird deutlich im Vergleich zur Persönlichkeitsentwicklung. Sie ist mit Zielerreichung verbunden und geschieht im Kopf, Entfaltung des Wesens geschieht absichtslos im ganzen Energiefeld.

Es ist enorm wichtig, dass wir in unserer Offenheit mit uns selbst in Kontakt sind. Wenn wir nur offen sind, ohne uns selbst präsent zu bewohnen, können durch Beeindruckung und Verformung (siehe Seite 77 bis 81) Traumata entstehen. Gerade bei Kindern ist dies sehr leicht möglich, da ihr Geist noch nicht voll ausgebildet ist. Sie sind zwar im Körper und in der Seele präsent, der Geist ist jedoch noch nicht gleichwertig mit diesen beiden Aspekten vorhanden.

BLOCKADEN SIND GROSSARTIG

Wir gehen häufig davon aus, dass wir Blockaden, also blockierte Energie, lösen müssen, damit wir frei und ungehindert unser Leben leben können. Könnte es sein, dass sich hier wieder ein Wollen versteckt? Manche Blockaden wollen nicht gelöst, sondern anerkannt und gesehen werden. Wir haben ein sehr negatives Bild von Blockaden. Diese Bewertung und die Intention, sie loswerden zu wollen, verhindern meist, dass uns die Auflösung auch gelingt. Wir glauben, je verfahrener eine Situation ist, umso schwieriger sei es, aus ihr he-

rauszukommen beziehungsweise sie zu transformieren. Das Gegenteil ist der Fall. Je festgefahrener eine Situation ist oder je größer ein Problem scheint, umso mehr Energie und Bewegung steckt darin. Feste, blockierte Energie möchte sich von selbst lösen. Durch unsere Anstrengung wird dies verhindert. Je mehr wir uns jedoch auf das, was ist, einlassen und je mehr es uns gelingt wahrzunehmen, wie viele Möglichkeiten und Bewegungen bereits vorhanden sind, umso schneller geschieht große Transformation.
Je fester eine Situation oder Begebenheit ist, umso mehr versucht die Energie, sich von sich aus wieder zu bewegen. Dieser Impuls ist jederzeit vorhanden und macht den Kern jeder Blockade aus. Wenn es mir gelingt, ihn energetisch zu erspüren, nehme ich Kontakt zu ihm auf und kann dem Impuls mit meinem Bewusstsein sanft folgen. Dabei ist der leichteste Weg, einfach neugierig zu schauen, wo uns dieser Impuls hintragen möchte. So entsteht bereits die erste Bewegung. Wenn wir uns selbst bremsen, bremst alles andere auch, und wenn wir uns bewegen, bewegt sich auch alles andere. Blockaden sind also reine Energiespeicher und Kraftreservoire in unserem Leben. Wenn wir nicht versuchen, sie loszuwerden, sondern beginnen, sie als Energiereserven zu betrachten, fließt wieder mehr Energie durch unser Leben, und wir werden reichlich belohnt.

NEUTRAL IST DAS NEUE POSITIV

Positives Denken, positive Affirmationen und inzwischen sogar positive Psychologie sind en vogue. Im Daodejing allerdings lesen wir: »Wenn auf Erden alle das Schöne als schön erkennen, ist dadurch schon das Hässliche gesetzt. Wenn auf Erden alle das Gute als gut erkennen, so ist dadurch schon das Nicht-Gute gesetzt. Denn Sein und Nichtsein erzeugen einander.«

Erfahrungsbericht

Ich lernte K. I. und Karls Arbeit kennen, als ich 22 war. Damals war ich ein ziemlich entwurzelter und unsicherer junger Mann, der Probleme mit dem Kontakt zu anderen Menschen hatte. Am Anfang des Seminars sagte Karl, dass die Teilnehmer ihre eigene Wahrheit finden müssen, selbst erkennen, was für sie funktioniert und was nicht. Das war eine totale Überraschung für mich, weil mein ganzes Leben lang sagten mir Leute: »Das ist richtig, das ist falsch, das wird funktionieren und das nicht.« Dank des Ansatzes von Karl konnte ich das K. I.-Phänomen mit »meinen eigenen Augen« erleben.

Von Anfang an hatte ich den Eindruck, dass ich K. I. in mir habe, aber im Laufe meines Lebens und – wie ich es später erleben durfte, auch meiner anderen Existenzen – vergessen hatte.

Jetzt bin ich 41 Jahre alt. In all der Zeit habe ich viele wundervolle Erfahrungen und Transformationen durch K. I. erlebt und verwandle mich nun selbst in einen Lehrer, der anderen Leuten dient.

KörperIntelligenz erlaubt mir, sehr schnell in mich selbst einzutauchen und zu reflektieren, was in mir vorgeht, Kontakt mit mir selbst aufzubauen und zu verstärken. Aber für mich persönlich ist das Wichtigste, dass ich lernte, meiner eigenen Wahrheit zu vertrauen, das heißt anderen aufmerksam zuzuhören und offen für Vorschläge zu sein, dabei aber genau zu wissen, was für mich passt und was nicht. Und genau das bedeutet für mich, ein spirituelles Leben zu führen. Bodenständig und geerdet zu sein, gleichzeitig zu wissen, wohin mich höhere spirituelle Dimensionen führen, und meinem Weg manchmal mit Angst und Ehrfurcht, aber immer mit Neugier und Vertrauen zu folgen.

Anatolii

Sobald wir positiv denken oder visualisieren, beinhaltet dies die Ablehnung des Negativen. Wir sind dann nicht mehr bei dem, was ist, sondern picken uns einen Teil der Realität heraus, den wir lieber mögen als den anderen Teil. Genau das führt jedoch zu einem Wollen, durch das wir etwas erschaffen wollen, gleichzeitig wird unser Schatten, nämlich das, was wir ablehnen, immer größer. Es macht also keinen Sinn zu versuchen, positiv zu werden.

Es gibt keine negative Energie. Energie hat keine Polarität, sie ist einfach eine Kraft, die alles Leben durchströmt. Sie ist in dem Sinne wie Strom. Wir können mit Strom eine Glühbirne betreiben oder jemandem Stromschläge verpassen. Das ist allerdings dem Strom gleichgültig, da er an sich nicht negativ oder positiv im wertenden Sinne ist. Wenn wir über negative Energie sprechen, verwechseln wir Energie mit Information. Es kann jederzeit passieren, dass Energie mit einer Information belegt ist. Diese Information kann sich für uns negativ anfühlen, das macht die Energie jedoch nicht negativ. Aufgrund alter Erlebnisse oder Erinnerungen taucht bei einer bestimmten Information eine Bewertung auf. In dem Moment, in dem ich mich von meiner Verstrickung löse und die Bewertung rausnehme, sind der Stress und die »Negativität« verschwunden – nicht aber die Energie. Wenn in mir kein Widerstand ist, fühlt sich die Energie auch nicht mehr negativ an und steht mir ab dem Moment zur Verfügung. Die Bewertung bezog sich die ganze Zeit auf die Information und nie auf die Energie.

Da Energie also neutral ist, unterstützt sie in einer Situation auch immer denjenigen, der näher an der Neutralität ist und weniger wertet. Diese Unterstützung rührt immer von einem Fluss der Energie her, mit dem die Dinge leicht gehen. Doch genau diese Neutralität stellt unseren polarisierenden Verstand vor große Herausforderungen. Sobald wir etwas wollen oder beabsichtigen, sind wir nicht mehr neutral. Es ist daher unmöglich, mit KörperIntelligenz jemanden anzugreifen oder zu manipulieren. Sobald ich in einen Angriffs-

modus gehe, steht mir die Energie nicht mehr zur Verfügung, weil die Intention, jemanden zu schädigen, nicht neutral sein kann. Wir können uns mit KörperIntelligenz aus jeder Art von Manipulation befreien, werden aber niemals andere manipulieren.
Je neutraler wir im Leben sind, desto mehr wissen wir, dass die Energie unser Freund ist. Das Universum kommt auf uns zu und schenkt uns Dinge, die uns weiterbringen werden. Im Alltag fällt uns diese Haltung vielleicht schon schwer. Im Kampfsport ist es noch ungewöhnlicher, davon auszugehen, dass etwa ein Gegner, der gerade im Begriff ist, uns zu schlagen, ein Geschenk des Universums ist. Doch selbst in Situationen extremer Gewalt trifft dies zu. Wenn jemand auf uns schießt, gibt es keinen Grund, warum wir getroffen werden sollten, wenn wir keine Resonanz dazu haben. Dazu ein Zitat aus dem Daodejing: »Wer gut das Leben zu führen weiß, der wandelt durchs Land und braucht nicht zu vermeiden Tiger und Nashorn. Er schreitet durch ein Heer und braucht nicht zu tragen Panzer und Waffen. Das Nashorn hat nichts an ihm, da es sein Horn einbohre. Der Tiger hat nichts, da er seine Krallen einschlage. Die Waffe hat nichts, das ihre Schneide aufnehme. Warum das? Weil er keine sterbliche Stelle hat.«

In dem Moment, in dem wir uns in unserem präsenten Grundtonus entspannen, prallt alle Angriffsenergie an unserer Neutralität ab.

Die Neutralität wird auf den Angreifer zurückgespiegelt und sucht sich in seinem System den Weg, der am schnellsten die Spannung zerlegt. Je heftiger der Angriff, desto heftiger die Reaktion beim Zurückspiegeln. In unserem Alltag treffen wir meist weniger auf Nashörner oder Tiger, dieses Prinzip wirkt jedoch bei jeder Art der Energie, die auf uns einströmt.

ENERGIE UND ATEM

Viele Traditionen beschäftigen sich intensiv mit dem Atem. So ist auch der häufigste Gebrauch des Wortes Ki im Chinesischen mit der Bedeutung des Atmens verbunden. Die Art, wie wir atmen, zeigt uns in vielen Fällen, wie es uns geht. Im Yoga sagt man zuweilen: »Der Atem ist dein ehrlichster Lehrer.« Sind wir im Stress, atmen wir oft kurz und flach. Diese Art des Atmens ist auch sehr mit der westlichen Lebensart verquickt. Sind wir mehr im Grundtonus, beginnen wir wieder natürlicher, tiefer und entspannter zu atmen, da wir mit uns selbst verbunden sind.

In vielen indigenen Traditionen geht man davon aus, dass die moderne Zivilisation den Menschen so weit von sich selbst entfernt, dass er nicht mehr als Einheit fungiert, sondern in verschiedene Teile aufgesplittert ist. Die Hawaiianer beschreiben, dass unser Kopf die Neigung hat, sich vom Herzen, also der Brust, zu trennen und diese von Becken und Beinen – also von unserer Erdung. Da alle diese Körperregionen wichtige energetische Zentren repräsentieren, hat ihre Trennung einen sehr großen Einfluss darauf, wie wir uns selbst und die Welt erleben und wie wir auf sie einwirken. Die Lomi-Lomi-Massage mit ihren langen, fließenden Bewegungen diente ursprünglich dem Zweck, den Menschen wieder ganz zu machen, sprich die voneinander getrennten Teile wieder miteinander zu verbinden. Die Trennung ist häufig dadurch zu erkennen, dass wir nicht mehr richtig atmen und unsere Sauerstoffversorgung als wichtigste Energieversorgung des Körpers sehr eingeschränkt ist.

Da ich mich seit einigen Jahren sehr mit der hawaiianischen Tradition verbunden fühle, habe ich mich auch ein bisschen mit der Sprache beschäftigt. Jeder nicht indigene Inselbewohner wird »Haole« genannt, was übersetzt bedeutet: Atemloser. Diese Bezeichnung entstand, als die ersten Europäer das Archipel betraten, die Hawaiianer sie beobachteten und feststellten, dass sie sehr flach und ungesund atmeten. Und in der Traditionellen Chinesischen Medizin ist die Lunge mit der Emotion der Trauer verknüpft, die nicht gelebt und aufgelöst werden kann, wenn unsere Lungen durch unterdrücktes Atmen immer enger und enger werden. Wenn wir uns mit unserer KörperIntelligenz verbinden und unsere Lunge zum Beispiel in der bereits beschriebenen Kraftposition (siehe Seite 51) wieder öffnen, kommt Energie, die wir teils seit Jahrzehnten nicht mehr zur Verfügung haben, weil sie in der Lunge gestaut war, in Bewegung und in Fluss. So kann sich auch blockierte Trauer wieder lösen. Auch die folgende Übung nutzt die Atmung, um wieder »ganz« zu werden, sich von fremder Energie zu reinigen und innere und äußere Präsenz zu spüren – ein wunderbares Werkzeug der Selbsthygiene. Es ist eine der wenigen K. I.-Übungen, die mit geschlossenen Augen durchgeführt wird.

Impuls

- Setz dich mit aufgerichteter Wirbelsäule auf den Boden, schließ die Augen und lenk deine Aufmerksamkeit auf deinen Atem. Beobachte, wie er beim Einatmen nach unten in die Mitte deines Körpers fließt. Versuch nicht, den Atem bewusst dorthin zu lenken, sondern beobachte nur, wie er sich von allein dort hinbewegt. Du kannst dazu die Hände übereinander auf den Unterbauch legen. So spürst du deine Hände und wie sich der Atem und die Energie des Atems beim Einatmen in deinem Unterbauch sammeln. Wenn du das wahrnimmst, kannst du die Hände wieder sanft hängen lassen oder auf den Oberschenkeln ablegen.
- Nun beginnt die eigentliche Übung, bei der Aufmerksamkeit und Atem miteinander verbunden werden. Spür jeweils beim Einatmen, wie der Atem weiterhin in die Körpermitte fließt und sich hier sammelt. Beim Ausatmen spürst du die

Ausbreitung, die bei den folgenden Schritten jedoch weit über deinen Körper hinausgeht. Lass sie jeweils so weit hinausfließen, wie deine Vorstellung reicht, aber immer nur so weit, wie es sich für dich angenehm anfühlt. Spür also beim Einatmen, wie sich die Energie in deiner Körpermitte sammelt, beim Ausatmen …

- …, wie sich die ganze Energie nach unten ausbreitet. Dabei fließt sie über die Füße tief in den Boden hinein, im Idealfall bis zum Mittelpunkt der Erde.
- …, wie sich die ganze Energie nach oben ausbreitet. Dabei fließt sie über die Schultern und den Kopf in Richtung Himmel, im Idealfall ist dies bis zum Mittelpunkt des Universums.
- …, wie sich die ganze Energie zur linken Seite ausbreitet. Dabei strömt der Atem über die gesamte linke Körperseite nach außen.
- …, wie sich die ganze Energie zur rechten Seite weit nach außen ausdehnt.
- …, wie sich die ganze Energie über die gesamte Körperrückseite weit nach hinten ausdehnt.
- …, wie sich die ganze Energie über die gesamte Körpervorderseite weit nach vorne ausdehnt.
- Schließlich setzt du beim Ausatmen den Impuls, dass sich die Energie gleichmäßig in alle Richtungen ausdehnt: nach unten, nach oben, nach links und nach rechts, nach hinten, nach vorne. Mit jedem weiteren Atemzug füllst du so dein Feld mit deiner eigenen Energie. So kann es geschehen, dass jede fremde Energie, die bei dir Anhaftung gefunden hat, ganz von selbst aus deinem Feld nach außen transportiert wird. Wenn du auf diese Art und Weise dein Energiefeld mit deiner Energie füllst, ist einfach kein Platz mehr für fremde Energie. Verbleib so lange in dem Zustand, wie es sich für dich angenehm und stimmig anfühlt.

- Wenn du dich nun wieder aus diesem Zustand herausbegibst, setzt du den Impuls, dass deine Energie weiterhin dein Energiefeld füllt. Es ist nun aber wichtig, dass du wieder in deine Körperlichkeit zurückkehrst. Dazu legst du wieder deine Hände auf den Unterbauch und spürst Hände und Körpermitte. Deine Aufmerksamkeit ziehst du wieder zurück auf die ganz normale Atemfunktion. Auf diese Weise kannst du nun deinen Körper wieder wahrnehmen.
- Löse jetzt, um die Übung zu beenden, die Hände vom Bauch und streich zwei- bis dreimal über die Augen, dann zwei- bis dreimal über das Gesicht. Öffne dann ganz langsam und behutsam die Augen, ohne einen Fixpunkt zu suchen. Lass die Augen ganz weich werden und nach und nach die Umgebung und dein Umfeld auf dich wirken.

WIE DAS LEBEN GEDACHT WAR

Meine Seminartätigkeit habe ich im Kontext des Kampfsports begonnen. Dort habe ich die Phänomene der KörperIntelligenz erstmals erfahren und auch unterrichtet. Über die Jahre hinweg haben mich Kampfsport und Kämpfen immer weniger interessiert, und ich habe mich immer mehr den Prinzipien der K. I. zugewendet.
Die größten Kämpfe, die wir alle ausfechten, erleben wir in unserem Alltag. Wir tragen sie in der Regel nicht mit Fäusten oder Tritten aus, sondern mit Emotionen, Worten, Blicken und Handlungen. Das kann mehr oder weniger offensichtlich geschehen. Je weniger offensichtlich das stattfindet, desto schwieriger ist meist der Umgang damit. Jede Erwartung, jeder Wunsch und jedes Wollen ist energetisch betrachtet ein Eindringen der Energie des anderen in mein System. Jeder Angriff dieser Art ist jedoch – wenn wir ihn neutral betrachten –

erst mal »nur« ein Kontaktangebot. Kontakt ist in vielerlei Hinsicht der Kern des Lebens. Es sind die Beziehungen zu unseren Mitmenschen, die uns lebendig werden lassen und die das Leben überhaupt erst ermöglichen. Das Leben ist ein Netzwerk aus nährenden Beziehungen. Dies zeigt sich auch in der Natur: Kein Baum könnte ohne das Pilzmyzel, das seine Wurzeln mit Nährstoffen versorgt, leben. Das Myzel hätte nichts zum Transportieren, wenn andere Mikroorganismen nicht Holz und Blätter zu Humus verarbeiten würden. Die Tiere hätten nichts zu essen, wenn es keine Pflanzen gäbe und so weiter.
Auch wir Menschen sind Teil dieser nährenden Beziehungen. So war unser Leben eigentlich vorgesehen, doch wir leben nicht mehr danach. Viele indigene Kulturen und alte Traditionen wissen noch, dass es Prinzipien hinter der Natur gibt, die die Beziehungen ordnen. Diese ursprünglichen Prinzipien gelten immer und überall. Sie bilden eine Grundordnung aus, die hinter allem Sein und Nichtsein liegt. Diese Grundordnung fließt und ist immer in Bewegung, denn es handelt sich um nichts weiter als geordnete Energie. In dieser Grundordnung kreativ zu sein, ohne sie zu stören oder sogar zu zerstören, ist die Herausforderung des Menschseins.
Wenn wir uns wieder auf diese Prinzipien und ihre zeitlose Wirkung einlassen, ordnet sich unser Leben und kommt in einen natürlichen Fluss. Wir fühlen uns lebendig und erfüllt. Einige indigene Traditionen folgen noch heute diesen Prinzipien. Die Menschen, die diese Traditionen leben, haben teilweise so viel Energie, dass sie nur drei bis vier Stunden pro Nacht schlafen. Im Gegensatz dazu haben wir uns Systeme geschaffen und Verhaltensweisen antrainiert, die diesen natürlichen Rhythmen und Zyklen und der grundlegenden Ordnung der Natur widersprechen. Es muss sich jedoch nicht unser ganzes System ändern, wir müssen nicht im Wald leben oder im Yoga Ashram. Sobald wir uns wieder an die ursprüngliche Ordnung erinnern und die Energie, die sowieso fließt, wieder zulassen, beginnen die Prinzipien, in unserem Alltag zu wirken.

DIE WICHTIGSTEN ENERGIEPRINZIPIEN

Ich bin immer wieder gefragt worden, ob es eine Liste aller energetischen Prinzipien gäbe, die in der KörperIntelligenz relevant sind. Die gibt es nicht. Doch sind hier einige der wichtigsten kondensiert niedergeschrieben.

Energie folgt der Aufmerksamkeit, und Materie folgt der Energie. Das, worauf wir unsere Aufmerksamkeit hinlenken, nähren und stärken wir und machen es größer, wichtiger und wahrscheinlicher. Wir können uns unsere Tage ansehen und schauen, womit wir eigentlich unsere Zeit verbringen und worauf unsere Aufmerksamkeit ruht. Wenn wir mit unserer Aufmerksamkeit bewusster umgehen, werden auch die Dinge in unserem Leben bewusster ablaufen.

Minimaler Input führt zu maximalem Output. Das ist der absolute Grundsatz von allem in der Natur, denn das gesamte Universum funktioniert danach. Nur der Mensch handelt gegen dieses Prinzip. Die Natur gibt nie überflüssigen Input, und doch ist der Output oft überfließend. Ein großer Kirschbaum etwa wächst aus einem kleinen Samenkorn. Nichts an ihm ist überflüssig oder versucht, andere zu beeindrucken. Dennoch sind nach einem warmen Sommer Kirschen in solchem Überfluss vorhanden, dass sie niemals alle von Menschen und Tieren verspeist werden könnten.

Fülle ist der Grundzustand des Lebens. Das Gefühl des Mangels kennt nur unser Verstand. Nur wir Menschen handeln aus einer Logik des Mangels heraus. Doch die Fülle ist immer da. Eine Frau zum Beispiel hat viel mehr Eier in ihren Eierstöcken, als sie je Zyklen in ihrem Leben hat, und noch um ein Vielfaches mehr, als sie Kinder bekommen kann. Wenn wir wieder vertrauen, dass für uns gesorgt ist und sich die Dinge im Leben zu unserem Wohl fügen, haben wir die größte Chance, diese Fülle auch zu erfahren.

Wir sind vollständig geboren. Wir sind mit allem, was wir für dieses Leben brauchen, auf die Welt gekommen. Jegliches Gefühl von

Defizit oder Mangel können wir durch bewusstes Spüren und durch Vertrauen in das Leben transformieren. So steht uns unsere gesamte Energie zur Verfügung, und wir kommen wieder in die Präsenz und die Vollständigkeit.

Energie richtet sich nach Neutralität. Energie tendiert immer zum reinen Sein und zur Einheit. Jede Form von Trennung oder Bewertung schneidet uns vom Fluss der Energie ab, die uns somit nicht mehr unterstützen kann. Wenn wir uns selbst wieder auf den Zustand des Nicht-Wollens und Nicht-Tuns (minimaler Input) einlassen, wirkt die Energie mit größter Leichtigkeit durch uns.

Offenheit ist Schutz. Präsenz ist nicht möglich ohne Offenheit. Je offener wir sind, desto präsenter werden wir. Wir füllen unseren Raum aus und bewohnen unser System vollständig, sodass nichts anderes darin Platz hat. Wir schaffen eine Grenze aus einem Ja zu uns selbst und nicht aus einem Nein zum anderen oder der Situation. Dadurch sind wir bestmöglich vor An- oder Übergriffen jeder Art und vor fremder Energie geschützt.

Kontakt zu mir selbst ermöglicht Kontakt mit dem Gegenüber. Wahrhaftiger Kontakt zu einem Gegenüber ist nur möglich, wenn ich im tiefen Kontakt mit mir selbst bin. Wir Menschen sind so angelegt, dass wir tiefe Erfüllung in der Begegnung mit unserem Gegenüber empfinden. Wenn wir jedoch nicht im Kontakt zu uns selbst stehen, verlieren wir uns in den Kontakten zu anderen, verlieren Energie und fühlen uns unwohl. Deshalb sollte der erste Schritt, wenn wir uns nach tiefen Beziehungen und Begegnungen sehnen, immer der sein, mit sich selbst in eine tiefere Beziehung zu treten.

Spannung verhindert Spüren. In dem Moment, in dem wir in eine Überspannung gehen und unseren Grundtonus verlassen, sind wir vom Spüren abgeschnitten. Wir verlieren den Kontakt zu uns selbst und zur Situation und bewegen uns auf der Verstandes- und Bewertungsebene, was sehr viel Energie bindet, die dann nicht mehr im Fluss ist und uns nicht mehr zur Verfügung steht.

Spüren verhindert Spannung. Spüren lässt uns Kontakt aufnehmen zu dem, was ist. So kommen wir in die Gleichzeitigkeit von Körper, Geist und Seele, in die Präsenz und den Grundtonus. Spannung verschwindet, und die Energie fließt wieder.

Nachdenken verhindert Spüren. Jedes Erleben ist mit einem Gedanken verbunden. Wenn wir den Gedanken allerdings festhalten und seinen Inhalt bewerten, sind wir automatisch im Modus des Nachdenkens und damit vom Spüren abgeschnitten. Auf dieser Ebene erschaffen wir dann Geschichten, die uns noch mehr von uns selbst und der Situation trennen und so Energie blockieren.

Spüren verhindert Nachdenken. Sobald wir uns wieder mit unserem Spüren verbinden, befinden wir uns im Jetzt. Nachdenken und Bewertungen verschwinden. Die Energie kann wieder fließen.

Je größer eine Blockade, desto mehr Lösungsenergie enthält sie. Oft denken wir, dass es umso schwieriger sei, aus einer Situation herauszukommen, je festgefahrener sie ist. Das Gegenteil ist der Fall. In der größten Festigkeit ist die meiste Bewegung enthalten. Wenn wir in die Situation hineinspüren, unterstützt uns diese Energie, die jedem Problem innewohnt, bei dessen Lösung.

Das, was wir wollen, treiben wir vor uns her, das, was wir nicht wollen, ziehen wir magisch an. Ein Pol ist nie von seinem Gegenpol zu trennen. Wenn wir uns nur mit dem einen Pol beschäftigen, ist der andere als Schatten immer dabei und wird größer. Wenn wir etwas wollen, wirkt das Gefühl des Mangels, es nicht zu haben, als Resonanz. Wenn wir etwas nicht wollen, wirkt unsere Ablehnung, und wir ziehen es energetisch an.

Das Weiche durchdringt immer das Harte. Dieses Prinzip stellt eines der anfangs vielleicht unverständlichsten Prinzipien dar. Energie fließt immer im Weichen, im Harten wird sie gestaut. Fließende Energie verhält sich zu blockierter Energie wie Wasser zu Eis. Kommen sie in Berührung, schmilzt das Eis. So kann fließendes Wasser mit der Zeit den härtesten Felsen durchbrechen.

Präsenz ist Ordnung, Abwesenheit ist Chaos. Wenn wir in unsere Präsenz gehen, ordnen sich Dinge und Situationen im Fluss der Energie. Wenn wir abwesend und getrennt von uns sind, passieren uns Dinge in chaotischer Art und Weise.

Druck erzeugt Gegendruck. Sobald wir Druck in ein System geben, reagiert es mit Gegendruck. Sobald jedoch eine Seite den Druck rausnimmt, fällt der andere Druck in sich zusammen und löst sich auf. Druck und Gegendruck haben immer mit gestauter Energie zu tun.

Der Körper erzählt immer die Wahrheit, der Verstand lügt wie gedruckt. Wir können unserem Körper immer vertrauen. Bei unserem Verstand sollten wir vorsichtiger sein. Gedanken sind Energiefresser.

Einfachheit ist die höchste Stufe der Vollendung. Wenn Dinge wahr sind, sind sie oft auch einfach. Geniale Dinge sind immer einfach, komplizierte Dinge können nicht genial sein. Im Einfachen ist Energie nicht blockiert.

Optimale Entspannung entsteht durch Präsenz. Wir verwechseln Entspannung oft mit Unterspannung oder Untertonus. Wenn wir in unsere Präsenz finden, sind wir optimal entspannt, und unsere Energie ist neutral und kann frei fließen.

Konzentration ist tot, Aufmerksamkeit bedeutet Leben. Wenn wir uns konzentrieren, zieht sich die Energie auf einen Punkt zusammen und blockiert alles Übrige. Wenn wir aufmerksam sind, werden wir überall präsent, und Energie fließt.

Ein Problem wird erst zum Problem, wenn wir versuchen, es zu lösen. Eine Situation oder ein Kontakt ist nur dann ein Problem, wenn wir es als solches bewerten. Energetisch sinnvoll ist es, das Problem nicht lösen zu wollen, sondern sich von ihm zu lösen und ohne Wertung wahrzunehmen, was ist.

Freude bedeutet Bewegung, und Bewegung heißt Freude. Freude ist die Grundemotion, die allen Emotionen innewohnt. Wenn wir das spüren, kann Energie sich frei bewegen, was uns wiederum Freude empfinden lässt.

Impuls

Diese Übung kann dir eine erste Erfahrung vermitteln, wie schnell und wie leicht ein Zustand verändert werden kann. Du kannst diese Übung allein machen, oder du bittest einen Partner, dir den Ablauf vorzulesen, während du die Übung machst.

- Steh aufrecht und entspannt, die Füße parallel, ungefähr schulterbreit. Nimm deinen rechten Arm auf Schulterhöhe gerade nach vorne und streck dabei deinen Zeigefinger aus.
- Dreh nun in einem dir angenehmen Tempo deinen Oberkörper zur rechten Seite so weit nach hinten, wie es deine Beweglichkeit erlaubt. Arm und Zeigefinger bleiben dabei gestreckt, die Blickrichtung über den Zeigefinger wird die ganze Zeit beibehalten, während die Füße parallel stehen bleiben und sich nicht mitbewegen.
- Wenn du den dir möglichen Endpunkt erreicht hast, merk dir die Stelle an der Wand, auf die dein Zeigefinger jetzt deutet, dreh dich wieder zurück in die Ausgangsposition und lass entspannt deinen Arm sinken.

Soeben sind zwei Dinge geschehen. Du hast eine Erfahrung gemacht, und du hast dich gleichzeitig dadurch begrenzt. Die Erfahrung war, wie beweglich (oder unbeweglich) du bist beziehungsweise wie weit du dich drehen kannst. Am Endpunkt hast du vielleicht ein Ziehen gespürt oder sogar einen leichten Schmerz. Und darin liegt die Begrenzung. In deinem Unterbewusstsein hat sich dieser Endpunkt abgespeichert. Das, was soeben passiert ist, geschieht sehr häufig in unserem Leben. Wir machen eine Erfahrung und begrenzen uns gleichzeitig damit. Eine unbewusste innere Stimme in uns sagt beim nächsten Mal: Es geht genau so weit und nicht weiter. Ich weiß es, ich habe es ja probiert! Und wenn ich weiter will, tut es weh.

So bilden sich über die Jahre immer mehr unbewusste Beschränkungen und limitierende Glaubenssätze.
Mithilfe der KörperIntelligenz kannst du über deine Bewegungsbeschränkung hinausgehen, ohne wochenlang trainieren zu müssen. Denn K.I. wird dann wirksam, wenn Körper, Geist und Seele gleichermaßen aktiv sind. Im vorherigen Ablauf war es hauptsächlich unser Körper, der beteiligt war. Was ist also, wenn wir jetzt auch die restlichen Anteile integrieren?

- Begib dich wieder in die Ausgangsposition. Schließ deine Augen und geh in deiner Vorstellung und deiner Empfindung den Ablauf wieder durch. Heb also in der Imagination den rechten Arm und streck den Zeigefinger nach vorne, in der körperlichen Realität bleibt der rechte Arm entspannt an der Seite hängen. Wenn du dich in deinem inneren Bild bis zum körperlich erfahrenen Endpunkt drehst, tauchen kein Schmerz und kein Ziehen auf. Deshalb dürfte es dir leichtfallen, dich weiter zu drehen als vorher und über die zuvor erreichte Stelle an der Wand um 20 bis 30 cm hinauszugehen. Alles ist leicht und einfach in der Imagination. Anschließend begibst du dich innerlich zurück in die Ausgangsposition.
- Öffne nun die Augen wieder, heb den Arm gerade nach vorne und streck den Zeigefinger. Dreh dich wieder nach rechts und führ den Zeigefinger jetzt genau bis zu dem Punkt, den du gerade in deiner Imagination erreicht hast. Verblüffend, nicht wahr? Du hast soeben die Erfahrung gemacht, wie leicht und einfach es sein kann, mithilfe deiner K.I. ohne langwierigen Übungsaufwand Begrenzungen zu überwinden. Ebenso kannst du dich fragen: Wo habe ich mir bis jetzt in meinem Leben Grenzen auferlegt, die mir nicht bewusst waren/sind? Wo unterliege ich meinen unbewussten Glaubenssätzen, wie »Es geht nicht, ich hab's ja probiert und so weiter«?

DIE WOHL WICHTIGSTE FRAGE

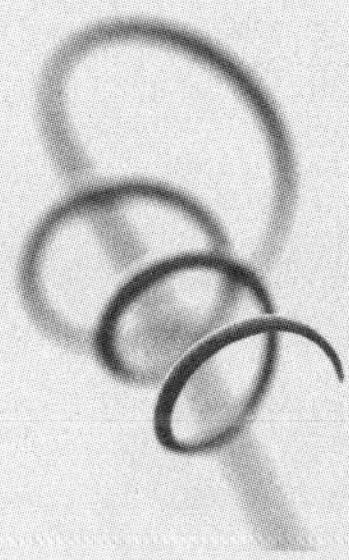

Unsere KörperIntelligenz unterstützt uns dabei, vertrauensvoll und selbstverantwortlich durch das Leben zu gehen.

MEINT DAS LEBEN ES GUT MIT MIR?

Albert Einstein soll einmal gefragt worden sein, was seiner Meinung nach die wichtigste Frage sei, die man stellen könne. Nach kurzem Überlegen soll er geantwortet haben: »Ist der Kosmos ein freundlicher Ort?« Diese ungewöhnliche Antwort hat es in sich, denn die Frage verweist auf unsere absolute Grundhaltung dem Leben als solchem gegenüber.

Heute tun wir manchmal so, als ob Weltbilder und Identitäten etwas seien, was man sich irgendwie aussuchen könne. Manche Menschen vertreten die These, dass man sich diese Grundansichten und Selbstverständnisse wie Waren in einem Supermarkt willkürlich zusammenstellen könne. Unsere Grundhaltung dem Leben gegenüber ist jedoch meist nicht im bewussten Verstand verortet, sondern tief in unserem Unterbewusstsein. Daher ist die Idee, man könne sich sein Weltbild aussuchen, nicht realistisch. Es geht dabei nicht um Willkür im Sinne der Kür (oder Wahl) des Willens, sondern um Bewusstsein. Als Wissenschaftler hat Einstein sich bei seiner Antwort nicht nur auf unseren Planeten Erde bezogen, sondern sogar auf den ganzen Kosmos und somit den übergeordneten Kontext angesprochen. Die Antwort auf die Frage, ob die Welt, in der wir leben, uns freundlich gesinnt ist, bestimmt unser gesamtes Verhalten. Insofern ist diese fundamentale, fast schon philosophische Frage auch für unser tägliches Leben enorm relevant. Sie entscheidet darüber, ob wir dem Leben vertrauen oder nicht.

Bezogen auf die KörperIntelligenz könnte Einsteins Frage lauten: »Meint das Leben es gut mit mir?« Glauben wir ganz tief im Inneren, dass das Leben ein Haifischbecken ist und wir kämpfen und uns durchsetzen müssen, wird es uns schwerfallen, dem Leben zu vertrauen. Es kann viele Gründe geben, warum manche Menschen auf diese Art in der Welt unterwegs sind. Meistens hat es vermutlich mit Erfahrungen in der Kindheit zu tun, mit Erfahrungen unserer Mutter während der Schwangerschaft und manchmal sogar mit noch früheren. Oft ist uns gar nicht bewusst, dass wir statt mit einem Urvertrauen mit einer Urangst durchs Leben gehen. Deswegen wittern wir in allem etwas Gefährliches und reagieren mehr, statt zu agieren. Wir versuchen dann nur noch, Unheil zu vermeiden, und verstellen und verbiegen uns zwangsläufig dabei. Wir machen uns klein, halten uns zurück und binden unsere Energie.

Haben wir jedoch ein tiefes Gefühl, vom Leben getragen zu werden, sind wir offen und neugierig. Wenn wir vertrauen, dass es das Leben gut mit uns meint, vertrauen wir uns auch selbst und darauf, dass die Situationen, in die wir geraten, genau die richtigen für uns sind und wir den richtigen Menschen begegnen. Wir spüren tief in uns, dass das, was geschieht, uns weiterbringt.

SELBSTVERANTWORTUNG ÜBERNEHMEN

Wir können uns fragen »Warum passiert dieses oder jenes immer mir?« (Betonung auf mir) oder »Warum passiert mir dieses oder jenes immer?« (Betonung auf warum). Stellen wir uns die erste Frage, sind wir in einer Opferrolle und fühlen uns den Umständen ausgeliefert. Bei der zweiten Version übernehmen wir die Verantwortung für die Umstände, die unser Leben bestimmen. KörperIntelligenz ist das Ende jeder Opfermentalität. Ich kann als Opfer nicht präsent sein, mich spüren und mich aufrichten. Nur wenn ich für mich selbst und mein Befinden die Verantwortung übernehme, kann ich die Weisheit meines Körpers wirken lassen.

Befinden wir uns in der KörperIntelligenz, können wir nie wieder in unserem Leben sagen, dass eine Situation oder eine Person für unser Befinden verantwortlich ist. Durch die KörperIntelligenz kehrt die Verantwortung vollends zu uns zurück, und wir halten nicht mehr an dem fest, was ist. Wir geben keine Verantwortung mehr ab, weil wir spüren, dass jede Situation bei uns selbst beginnt und bei uns endet. Viele Menschen tun immer das Gleiche mit der Absicht, andere Ergebnisse zu erreichen. Albert Einstein soll das als »Wahnsinn« definiert haben. Oft denken wir, wir seien Zwängen ausgesetzt und müssten dies oder jenes tun, weil es ja überhaupt nicht anders ginge. Wir handeln dabei immer »wegen« oder »gegen« irgendetwas. Wir reden uns selbst ein, dass es keine andere Möglichkeit gäbe. Das stimmt allerdings fast nie und ist reines Opferdenken.

Wenn wir uns von unserer Opferrolle verabschieden, indem wir wieder zu uns kommen, beginnt die Energie für uns zu wirken. Das Leben trägt dann die Dinge an uns heran, die zu uns passen. Die Verantwortung, dies zuzulassen und anzunehmen, liegt ganz bei uns. Wir können uns allerdings auch dafür entscheiden, diese Verantwortung nicht anzunehmen, was auch völlig in Ordnung ist, sofern wir dann auch die Konsequenzen verantwortungsvoll tragen.

Nur wir selbst sind für unser Spüren verantwortlich. Niemand kann unser Spüren greifen, festhalten oder blockieren, es ist immer möglich. »Ich konnte nicht spüren, weil die Musik zu laut war«, »... weil mich das Thema XY zu sehr beschäftigt hat« oder »..., weil ich zu gestresst bin« – solche Aussagen sind Ausreden. Spüren hat nichts damit zu tun, sich mehr oder weniger gut konzentrieren zu können, sondern mit Aufmerksamkeit. Es ist allein unsere Entscheidung, uns mit uns selbst zu verbinden und unsere Präsenz und Größe zuzulassen.

K. I. ALS KOMPASS DURCH DAS LEBEN

Das Leben spricht zu jeder Zeit mit uns. Unser Körper ist Übersetzer und Anzeiger dessen, wie es uns geht und wie bestimmte Situationen auf uns wirken. Wenn wir uns gut fühlen und das Leben fließt, mer-

ken wir, dass etwas zu uns passt. Das heißt nicht, dass es nicht auch mal anstrengend sein kann. Wir haben dann jedoch trotzdem das Gefühl, dass unsere Tätigkeit uns Freude macht und die Energie fließt.
Wenn Hürden auf unserem Weg auftauchen, kann es dafür zwei Gründe geben. Manchmal testet uns das Leben, ob wir etwas wirklich ernst meinen. Wenn dem so ist und wir dann dranbleiben, geht es meist sehr bald wieder leichter. Wenn das ganze Unterfangen aber schwierig bleibt, sollten wir uns fragen, ob wir im Leben irgendwo eine Abzweigung verpasst haben. Unser Leben zeigt uns im Außen, also zum Beispiel durch Hürden, ob etwas für uns vorgesehen ist oder nicht.
Manchmal sind auch unangenehme und teilweise sogar schlimme Erfahrungen wichtig, weil man dadurch viel lernt. Wenn alles immer nur brav, schön und ruhig wäre, wäre es langweilig. Ein wenig Stress kann sogar förderlich sein, denn dadurch kann die Energie frei werden, die uns in Bewegung bringt und vielleicht sogar Transformation ermöglicht. In meinem Leben gab es so viele Dinge, die wirklich alles andere als schön waren, und ich bin sehr dankbar für sie, denn sie haben mich dahin gebracht, wo ich heute bin. Das Leben zeigt uns ständig, wie sehr wir mit uns, unseren Impulsen und mit dem Leben verbunden sind.
Unser Bauchgefühl zeigt uns klar, was zu uns passt. Wenn du dich zum Beispiel auf deinen Traumjob bewirbst und dein Verstand dir stundenlang erzählt, warum dieser Job genau der richtige für dich ist, hast du vielleicht trotzdem eine mulmige Empfindung. Dann klappt es vielleicht nicht, und du bist traurig. Dabei hat dir dein Körper die ganze Zeit schon signalisiert, dass dieser Job nicht wirklich zu dir passt. Wenn du ihn dann vielleicht doch bekommst und annimmst, laufen wahrscheinlich sehr bald irgendwelche Dinge schief, oder das Ganze gefällt dir ganz und gar nicht.
Wenn wir etwas nicht schaffen, was wir uns vorgenommen haben, ist das gar nicht schlimm. Es ist oft sogar besser für uns. Und doch

können wir uns fragen, was wir in einer bestimmten Situation ausstrahlen und welche Resonanz wir haben. »Bin ich bei mir? Bin ich präsent? Bin ich authentisch? Wollte ich es zu sehr?« Manchmal halten wir eine Einladung in Händen und haben eine mulmige Empfindung, fühlen uns müde oder niedergeschlagen. Ein anderes Mal lesen wir die Zeilen, und unsere Mundwinkel gehen hoch und wir verspüren Freude. Wenn wir uns trauen, die zu sein, die wir sind, und uns zeigen, wie wir sind, ergeben sich die Dinge von selbst, und wir tun bei einer Einladungen genau das, was für uns richtig ist. Sei es in der Beziehung, bei der Arbeit oder mit Freunden – erst wenn wir wir selbst sind, kann ein echter, ehrlicher Kontakt zu anderen zustande kommen.

Unsere KörperIntelligenz ist ein verlässliches Feedbackinstrument.

Nach dem Abitur habe ich angefangen, Gleitschirm zu fliegen. Das war eines der schönsten Dinge, die ich je in meinem Leben gemacht habe. Einfach lautlos durch die Lüfte zu gleiten ist absolut unglaublich. Mit der Zeit wurde ich immer wagemutiger und habe immer weniger auf meine Grenzen und auf die Sicherheit geachtet. Irgendwann wurde mir dann bewusst, dass ich dabei war, zu weit zu gehen und mich in ernsthafte Gefahr zu begeben. Bei der nächsten Landung habe ich mir dann prompt heftig den Fuß verstaucht und konnte mich zwei Monate lang nicht mehr richtig fortbewegen. Das war für mich ein klares Zeichen.

Seitdem bin ich nie wieder geflogen. Ich habe ganz deutlich in mir gespürt, dass ich, wenn ich nicht aufgehört hätte, über Grenzen gegangen wäre, die mein Leben gefährdet hätten, einfach um das wunderbare Gefühl des Fliegens auszukosten. Mir wäre dann egal gewesen, ob und wie ich wieder runterkomme. Dieses Erlebnis zeigt ganz deutlich: KörperIntelligenz führt uns immer in eine radikale Selbstverantwortung.

Wenn wir uns in einer Situation unwohl fühlen, dann ist das Erste und Beste, was wir tun können, uns wieder wahrzunehmen und zu spüren. Auch dann kann es – wie bei allzu positiven Erlebnissen (siehe Gleitschirmfliegen) – notwendig sein, die Situation zu verlassen. Wenn wir mit uns selbst in Verbindung sind, sind Erlebnisse nicht mehr nur ein kurzer Kick, den ich wie beim Gleitschirmfliegen immer wiederholen muss, sondern ein ständiger Flow. Wenn ich gelernt habe, meine KörperIntelligenz zu verstehen, kann ich entziffern, was wirklich in mein Leben gehört oder in mein Leben kommen soll. Dann bin ich zugleich Magnet und Wegweiser für meinen weiteren Lebensweg, denn ich ziehe ihn zu mir heran und gehe ihn zugleich.

Ich weiß zwar nicht, was das Endergebnis meines Lebens ist, aber ich kenne immer den nächsten Schritt. Teils vergaß ich den Schritt wieder, aber das Ergebnis erschien trotzdem bald in meinem Leben. Es entstand in meinem bisherigen Leben immer genau das, was ich brauchte, ohne dass ich mich je darum bemüht habe, es zu bekommen. Ich habe die Impulse meines Lebensweges einfach auf mich zukommen lassen und zugesehen, wie die Teile in mir, die viel größer sind als mein Verstand, mein Leben arrangiert haben. Dies ist jedoch nicht passiv gemeint, denn natürlich müssen wir den Impulsen, die uns das Leben bietet, dann auch folgen. Auch bevor wir die Impulse als Impulse erkennen, leben wir natürlich schon, und dieses Leben führt dazu, dass Impulse entstehen können.

ALLES IST MÖGLICH, ABER NICHT FÜR JEDEN

Oft werde ich gefragt, was die Grenzen der KörperIntelligenz sind. Kann ich damit Wunder vollbringen? Kann ich damit riesige Gegenstände hochheben? Kann ich vielleicht noch viel fantastischere Dinge tun? Das Spielfeld unserer menschlichen Erfahrungen sind zwar meistens Beziehungen, aber die Trennung zwischen lebenden und nichtlebenden Objekten ist illusionär. Alles besteht aus bewussten Teilchen. Der Unterschied ist, dass wir Menschen ein organisiertes Bewusstsein haben. Wir haben ein geistiges, belebtes Bewusstsein, das die Materie nicht hat.

Doch auch unser geistiges Bewusstsein führt nicht immer dazu, dass wir tief unter die energetische Oberfläche von Situationen schauen können. Das meiste geschieht im Unterbewusstsein. Wenn wir mit anderen Menschen interagieren, kommt jegliche Informationsübertragung sofort beim jeweils anderen vollständig im Unterbewusstsein an, und wir können jeweils nur irgendwelche Signale wahrnehmen und reagieren darauf. KörperIntelligenz macht den Umgang mit anderen Menschen allerdings einfacher, weil mehr Information bewusst verarbeitet wird. Bei nicht geistig belebten Objekten fehlt diese Möglichkeit. Das bedeutet, der Kontakt hängt ganz allein von unserer eigenen Haltung und Vorgehensweise ab, vom Objekt bekommen wir kein direktes Feedback.

Vor vielen Jahren bin ich auf einen Kampfkunstmeister gestoßen, der Menschen werfen konnte, ohne sie zu berühren. Ich habe bei ihm viel gelernt und war eine Zeit lang Assistent auf seinen Seminaren. Eines Tages hatten wir einen Kurs in einem Fitnesscenter geplant. Der Meister hatte damals zwei kleine Kinder, eine sechsjährige Tochter und einen vierjährigen Sohn. Wir gingen durch die Trainingshalle, die sich den Kindern als riesiger Spielplatz darbot – das reinste Paradies. Der vier Jahre alte Sohn lief zu den ordentlich aufgestapelten Langhantelscheiben. Er griff sich eine Scheibe und sagte: »Papa, guck mal, gar nicht schwer.« Er musste sich etwas anstrengen, aber er hob sie hoch. Als vierjähriges Kind mit knapp 20 Kilo Körpergewicht hielt er diese Scheibe in die Luft. Der Besitzer des Fitnessstudios, der unseren Rundgang begleitete, wurde ganz bleich und flüsterte nur: »Die hat 25 Kilo.«

Für den Jungen sah das Ding relativ klein aus, also konnte es für ihn gar nicht sehr schwer sein. Er legte die Scheibe ab und lief vergnügt weiter. Der Vierjährige hatte mehr als sein eigenes Körpergewicht gehoben. Er wusste nicht, dass das nicht möglich ist, also hat er es einfach gemacht.

Wir schränken uns oft so sehr ein und glauben, dass wir Dinge nicht könnten, weil wir unserem Verstand glauben. In meinem Leben habe ich schon einige unglaubliche Situationen erlebt. Den Satz, dass etwas nicht möglich ist, würde ich nicht mehr in den Mund nehmen. Allerdings muss ich – um die oben gestellte Frage zu beantworten – eine Einschränkung hinzufügen: Alles ist möglich, aber nicht für jeden. Wir alle sind einzigartig, und es ist nicht vorgesehen, dass wir alle das Gleiche können, das Gleiche haben oder gleich sind. Wir alle besitzen besondere Fähigkeiten, die nur wir haben und die uns ausmachen.

Es geht nicht darum, immer zu den anderen zu schauen und Dinge können zu wollen oder haben zu wollen, die wir bei anderen sehen. Wenn wir wirklich zu uns selbst finden, zeigen sich unsere Stärken und Fähigkeiten, und wir sind in der Lage, das zu geben, was uns ausmacht. Und wenn wir das, was uns ausmacht, tun und lieben, was brauchen wir dann noch Ziele? Das Leben antwortet mit Menschen, Situationen und Ereignissen, und wir brauchen nur noch anzunehmen, was es an uns heranträgt.

Erfahrungsbericht

Mein Leben hat sich mit K. I. sehr positiv verändert. Ich lebe jetzt fast täglich in den neu erschlossenen Räumen wie Atmen, Qigong oder Tönen. Dadurch bin ich sehr im Kontakt mit mir. Beim Arbeiten bin ich deutlich klarer und präsenter und kann dadurch besser zuhören und verstehen, was unsere Kunden möchten. Und ich kann in der Regel auch sehr präzise reagieren. Viele Dinge sehe ich jetzt auch viel gelassener. Ich nehme meinen Raum ein. Zumindest meistens. Da habe ich noch einen Weg,

Früher war meine Stimme nahezu emotionslos. Durch die Arbeit mit Renata und Karl kann ich meine Emotionen jetzt viel besser zeigen. Dieser Unterschied ist auch für andere deutlich spürbar. Es ist wie ein Wegnehmen von Schichten und Schadprogrammen. Auch zum Thema Berühren durfte ich sehr viel lernen. In der Vergangenheit machte ich relativ viele Dinge, um ein Ziel zu erreichen. Dazu kommt, dass ich als verkappter Linkshänder von meinem Gehirn her verdreht war, was dazu geführt hat, dass ich mein männliches Potenzial nicht leben konnte. Seit ich diesen Knoten gelöst habe, spüre ich das Spiel der Energien zwischen Mann und Frau sehr viel intensiver. Die Felder kommen ins Fließen, und es ist wunderschön, diese Authentizität zu spüren.

In schwierigen Situationen fühle ich heute sofort in den Körper und besetze mein Zentrum. Ich bleibe bei mir und nehme meinen Raum ein. Dadurch kann mein Gegenüber nicht in mein Feld. Auf diese Weise lichtet sich das Umfeld, und Menschen, die nicht mehr zu mir passen, gehen. Dafür kommen viele andere wundervolle Menschen in mein Leben.

Meine transformativste K. I.-Erfahrung fand Ende März 2020 in Sansibar statt. Europa war im Lockdown und Sansibar kurz davor. Eines Sonntagnachmittags ging ich unbesorgt auf den Flughafen und wollte zurück nach Zürich fliegen. Am Schalter wurde ich abgewiesen mit der Begründung, dass die Schweizer keine Deutschen mehr ins Land ließen. Das hat ordentlich etwas in mir getriggert, und ich durfte Annehmen üben.

Immerhin konnte ich nach einigem Hin und Her am Flughafen umbuchen. Allerdings erst auf einen Flug am Donnerstag.

Und es war nicht sicher, ob die Insel da nicht schon abgeriegelt sein würde.

Durch meine privaten Kontakte konnte ich spätabends noch in einer eigentlich geschlossenen Lodge am Meer unterkommen.

Den nächsten Tag habe ich gebraucht, um meine Erlebnisse zu heilen und wieder in die Kraft zu kommen.

Gegen Mittag rief eine Freundin an, die in einem Fünf-Sterne-Hotel auf der Insel arbeitete, und sagte, dass dort eine Flugzeugcrew von Condor abgestiegen sei, um einen Rettungsflug durchzuführen. Ich könnte auf gut Glück zum Flughafen fahren und schauen, ob sie mich mitnehmen. Allerdings müsste ich 750 US-Dollar in bar bezahlen. Für mich war das in diesem Moment unvorstellbar, und ich habe weiterhin die Sonne, den Wind und das Meer genossen.

Am Nachmittag gegen 15 Uhr kam aus dem Nichts ein mächtiger Impuls, zum Flughafen zu fahren. Mir war völlig klar, ich fliege heute zurück. Gepackt, bezahlt und dabei die ersten Dollars aufgetrieben. Ich habe einen befreundeten Taxifahrer angerufen, der brachte mich zur Bank und dann zum Geldwechsler. Gegen 17 Uhr war ich am Flughafen, kam aber nicht rein ohne ein Ticket.

Direkt nebenan war ein Café, da habe ich mich reingesetzt und den Flughafeneingang beobachtet. Zufälligerweise saß am Nachbartisch ein deutsches Pärchen. Dann kam der Schalterchef von Condor ums Eck und sprach mit den beiden. Ich

konnte auch mit ihm reden, und er hat mich mit in die Schalterhalle genommen. Wow, was für ein Zufall.
Dann ging erst mal die Warterei los, es war sehr heiß und die Klimaanlage lief nicht. Der Rettungsflug sollte erst gegen Mitternacht starten. So nach und nach füllte sich die Halle mit Leuten. Es wurden parallel zwei Rettungsflüge abgewickelt. Einer nach London, einer nach Frankfurt. Ich spürte schnell, dass irgendwas nicht stimmte. Ein Teil der Fluggäste wurde aggressiv, ein Teil weinte, und einige waren überglücklich.
Es stellte sich heraus, dass mein Flug mit 46 Passagieren überbucht war. Viele waren schon das dritte Mal am Flughafen und wurden nun wieder abgewiesen. Für mich war die Herausforderung, bei mir zu bleiben und alles anzunehmen, was sich zeigte, ohne zu werten. Später gab es dann noch eine Schlägerei zwischen betrunkenen Engländern und der Polizei.
Irgendwann kam der Kapitän mit seiner Crew und schaute sich dieses Chaos an. Er war absolut gerade und klar. Ich habe ihn angesprochen, und es kam zu einem kurzen Gespräch. Er hat mich ebenfalls als absolut klar wahrgenommen und gesagt, er prüfe, ob am Schluss noch ein Platz (auch Notsitz) frei wäre und wie ich bezahlen könne. Er würde sich wieder melden …
Es wurde immer später, und der Ticketschalter wurde geschlossen. Nachfragen half nichts, zusätzlich wurde mir mitgeteilt, dass ich am Flughafen gar nicht bezahlen könne. Auch jetzt: Körper fühlen, die Situation annehmen und weitermachen.
Ich war immer noch sehr präsent. Nach zehn Minuten bin ich dann langsam aus der Halle wieder auf den Vorplatz. Dort habe ich dann gehört, wie der TUI-Betreuer den 46 deutschen Touristen sagte, dass es noch einen Rettungsflug gebe. Danach komme keiner mehr weg. Die Reaktionen waren heftig.
Plötzlich fühlte ich eine Hand auf meiner Schulter. »We are searching you!« Jetzt ging alles sehr schnell. Erster Scanner,

Ticketschalter mit Gepäck, Zoll und großer Scanner. Dann war ich auf dem Flugfeld, circa hundert Meter von der Maschine entfernt. Und da stand ich dann wieder so zwanzig Minuten. Würde ich jetzt mit Blick auf das Flugzeug doch scheitern? Ich konnte nicht bezahlen. Es blieben nur Annehmen und Sichfühlen. Immerhin sah ich irgendwann, wie mein Koffer eingeladen wurde. Dann kam der Copilot die Gangway herunter und lief zu mir. Ein Flughafenbeamter brachte Dokumente. Ich habe sie mit zitternder Hand ausgefüllt. Ich konnte vor Aufregung fast nicht schreiben. Dann durfte ich ins Flugzeug. Der Pilot begrüßte mich persönlich. Ich bekam einen Businessplatz. Der Flieger hatte eine Stunde auf mich gewartet. Ich war so dankbar und glücklich. Ich durfte dann noch vor ins Cockpit und habe mich weinend bedankt. Ich fühlte, dass sich die Crew mit mir geheilt hat, immerhin konnten sie einem helfen. Beim Landeanflug habe ich dann meiner Familie ein Bild von Frankfurt gesendet. Zwei Tage später wurde der Flughafen Sansibar für drei Monate geschlossen.

Anton

NACHWORT ODER: VON KOCHREZEPTEN WIRD NIEMAND SATT

Zu Beginn des Buches haben wir geschrieben, dass sich KörperIntelligenz nicht beschreiben lässt. Ein ganzes Buch später stehen wir, die Autoren, immer noch dazu. Auch wenn du das Buch berührst und in deinen Händen fühlst – Lesen ist kein Ersatz für praktische und vor allem körperliche Erfahrung. Denn beim Lesen erhält der Verstand eine leichte Überbetonung und der Körper eine Unterbetonung. Nach der Lektüre glaubt der Verstand vielleicht zu wissen, worum es bei K. I. in etwa gehe. Sehr wahrscheinlich ist das jedoch nicht der Fall, denn dieses Buch ist nur eine Anmutung an die tiefen Erlebnisse, die K. I. ausmachen.

Dieses Buch ist ein Kochbuch, und nun ist das Rezept gelesen, die Zutaten sind eingekauft, und es geht darum, das Gericht zu kochen und zu verzehren. Daher möchten wir dich herzlich einladen, ein KörperIntelligenz-Seminar zu besuchen und diesen Zugang zu Kreativität, Leichtigkeit, Energie und Lebensfreude leibhaftig zu erleben. Von Rezepten allein wird niemand satt. Und kein Buch und kein Onlinekurs kann echten Kontakt ersetzen. Wenn Menschen in Gruppen zusammenkommen, sich in einem geschützten Rahmen öffnen und gemeinsam Kontakterfahrungen machen, geschehen wunderbare Dinge. Nicht das Verstehen eines Themas, sondern das reale Erleben und Zulassen ist die Grundlage von Transformation und Menschsein.

KörperIntelligenzen kommunizieren ständig miteinander. Mein idealer Seminarablauf sieht so aus: Alle Teilnehmer und Teilnehmerinnen sitzen im Kreis. Ich stehe auf, trete in die Mitte, gehe in meine volle Präsenz, und der Raum öffnet sich. Die Teilnehmer erspüren die Information und das Bewusstsein. Ich setze mich wieder hin, und alle gehen nach Hause. Natürlich ist das nur ein Scherz, aber im Kern ist das genau das Prinzip.

QUELLEN, BÜCHER, LINKS

Quellen

Seitenzahlen verweisen auf die entsprechenden Stellen in diesem Buch

Osho: *The Tantra Vision.* (Seite 16)

Schmidt, Muhammad Wolfgang G. A.: *Laozi Daodejing oder Der Klassiker vom Dao und vom De.* (Seite 17)

Buchholz, Lucas: *Kogi – Wie ein Naturvolk unsere moderne Welt-inspiriert.* (Seite 6 und 31)

Kung Fu Panda. (Film) Dream Works Animation. (Seite 66)

Hermes Trismegistos: *Kybalion. Die 7 hermetischen Gesetze.* (Seite 105)

Khalil Gibran: *Der Prophet.* (Seite 132)

Laozi: *Daodejing.* (Seite 99 und 159)

Bücher

Buchholz, Lucas: *Kogi – Wie ein Naturvolk unsere moderne Welt inspiriert.* Neue Erde

Csikszentmihalyi, Mihaly: *Flow: Das Geheimnis des Glücks.* Klett-Cotta

Nørretranders, Tor: *Spüre die Welt. Die Wissenschaft des Bewusstseins.* Rowohlt

Watzlawik, Paul: *Wie wirklich ist die Wirklichkeit?* Piper

Links

https://koerperintelligenz.eu *Website von Karl Grunick mit Videos sowie Informationen zu Person und Seminaren*

https://lucasbuchholz.com/vortrag/ *Website von Lucas Buchholz mit seinen Angeboten als Berater, Speaker und Trainer*

https://www.youtube.com/watch?v=Z656Zu9ih98 und https://www.youtube.com/watch?v=13o0t1fwY5c *Übungsanleitungen*

DANK

Keiner von uns ist eine einsame Insel. Wir alle sind ein Teil eines großen Organismus und somit miteinander vernetzt, verwoben und verbunden. Meine Arbeit konnte sich nur dadurch entwickeln und in die Welt fließen, weil unzählige Menschen in den letzten 30 Jahren weltweit den Weg in meine Seminare gefunden haben. Ich danke euch für das mir entgegengebrachte Vertrauen und eure Offenheit, eure Fragen, euer Feedback und eure Kritik. Ihr habt mich zu dem gemacht, was ich heute bin. Durch euch konnte ich an dem wachsen, was ich tat, und zurückgeben, was ich bekam.

Dafür danke ich auch allen meinen Lehrern, die die Initialzündung geliefert haben, um mein Potenzial nach außen zu tragen.

Besonderer Dank gilt meinen langjährigen Assistenten für deren unermüdliche Unterstützung auf den Seminaren: Eleftherios, Marco, Ingo, Karlheinz und allen anderen, die ich namentlich nicht erwähne. Danke für die vielen gemeinsamen Seminartage und geteilten Erfahrungen. Dank auch den zahlreichen Veranstaltern, die mir die mühevolle Arbeit der Planung und der Organisation abnahmen. Ohne eure Hilfe hätten diese unzähligen Seminare niemals stattfinden können.

Und ein großer Dank gilt natürlich auch Lucas. Ohne sein Geschick und seine Eloquenz und sein Angebot, meine Worte in adäquate Schriftform zu fassen, hätte es niemals dieses Buch gegeben.

Ich möchte mich hier auch bei allen meinen Partnerinnen bedanken. Bei denen, die mir das Herz brachen, und besonders bei denen, denen ich das Herz brach. Ohne diese Prozesse des Werdens und des Vergehens wäre ich niemals der, der ich heute bin.

Mein liebevolles Danke gilt auch meinen Kindern Kira, Ravi und Iiro. Und Eleftherios, Alma, Hannes, Frank und Aladina … meiner Seelenfamilie. Was wäre die Welt ohne euch! Eure Liebe und Freundschaft hilft mir seit Jahren, mich zu einem besseren Menschen zu entwickeln. Mein besonderer Dank gilt auch Joanna, Begleiterin auf vielen Ebenen. Du hast auch in dieser Existenz schon zweimal geholfen, eine große Transformation in mir anzustoßen. Und last, but not least danke ich meiner Frau und Lebensgefährtin Renata, die mir so viel abverlangt und doch das Tausendfache zurückgibt. Mit dir ist alles, ohne dich ist nichts. Durch dich habe ich gelernt, was es bedeutet: »Der Mann führt, dabei dient er dem Weiblichen.« Meine Königin!

DIE AUTOREN

Karl Grunick
Karl Grunick ist Musiker, spiritueller Komponist, internationaler Bewusstseins- und Transfomationstrainer. Durch seine langjährige Praxis in Kampf- und Energiekünsten hat er seinen eigenen Zugang zur Arbeit mit Energieprinzipien entwickelt. Daraus entstand der Ansatz der KörperIntelligenz (K. I.). Karl vermittelt diese Prinzipien im Management, in der Selbstverteidigung, im Sozial- und Erziehungsbereich und in therapeutischen Aus- und Weiterbildungen. Er ist Gründer des Neue-Energie-Trainingszentrums.

Lucas Buchholz
Lucas Buchholz ist Autor, Berater, Speaker und Filmemacher und arbeitet zum Bewusstseinswandel in Wirtschaft und Gesellschaft. Er hält Vorträge, gibt Seminare und berät Unternehmen, die sich zukunftsfähig aufstellen möchten. Sein erstes Buch »Kogi – Wie ein Naturvolk unsere moderne Welt inspiriert« schrieb er auf Einladung eines indigenen Volks in Kolumbien, bei dem er länger gelebt hat. Momentan arbeitet er an eigenen Gründungen für regenerative Unternehmen und an einem Filmprojekt.

LIEBE LESERINNEN UND LESER,

wir wollen Ihnen mit diesem Buch Informationen und Anregungen geben, um Ihnen das Leben zu erleichtern oder Sie zu inspirieren, Neues auszuprobieren. Wir achten bei der Erstellung unserer Bücher auf Aktualität und stellen höchste Ansprüche an Inhalt und Gestaltung. Alle Anleitungen, Übungen oder Rezepte werden von unseren Autoren, jeweils Experten auf ihren Gebieten, gewissenhaft erstellt und von unseren Redakteur*innen mit größter Sorgfalt ausgewählt und geprüft.

Haben wir Ihre Erwartungen erfüllt? Sind Sie mit diesem Buch und seinen Inhalten zufrieden? Wir freuen uns auf Ihre Rückmeldung. Und wir freuen uns, wenn Sie diesen Titel weiterempfehlen, in Ihrem Freundeskreis oder bei Ihrem Online-Kauf.

Sollten wir Ihre Erwartungen so gar nicht erfüllt haben, tauschen wir Ihnen Ihr Buch jederzeit gegen ein gleichwertiges zum gleichen oder ähnlichen Thema um.

KONTAKT ZUM LESERSERVICE

GRÄFE UND UNZER VERLAG
Grillparzerstraße 8
81675 München
www.gu.de

IMPRESSUM

unum

unum ist eine eingetragene Marke der GRÄFE UND UNZER VERLAG GmbH, www.gu.de

ISBN 978-3-8338-7999-9
3. Auflage 2025

Projektleitung: Stella Schossow
Lektorat: Ulrike Auras
Umschlaggestaltung: ki36 Editorial Design, Daniela Hofner
Layout: ki36 Editorial Design, Marta Olesniewicz
Herstellung: Petra Roth
Satz: Uhl + Massopust, Aalen
Reproduktion: LUDWIG:media, Zell am See
Druck und Bindung: Livonia, Riga

Umwelthinweis

Nachhaltigkeit ist uns sehr wichtig. Der Rohstoff Papier ist in der Buchproduktion hierfür von entscheidender Bedeutung. Daher ist dieses Buch auf PEFC-zertifiziertem Papier gedruckt. PEFC garantiert, dass ökologische, soziale und ökonomische Aspekte in der Verarbeitungskette unabhängig überwacht werden und lückenlos nachvollziehbar sind.

Bildnachweis

Coverabbildung: Stocksy
Grafiken: Karl Grunick

Syndication: www.imageprofessionals.com

Wichtiger Hinweis

Die Gedanken, Methoden und Anregungen in diesem Buch stellen die Meinung bzw. Erfahrung der Verfasser dar. Sie wurden von den Autoren nach bestem Wissen erstellt und mit größtmöglicher Sorgfalt geprüft. Sie bieten jedoch keinen Ersatz für persönlichen kompetenten therapeutischen Rat. Jede Leserin, jeder Leser ist für das eigene Tun und Lassen auch weiterhin selbst verantwortlich. Weder Autor noch Verlag können für eventuelle Nachteile oder Schäden, die aus den im Buch gegebenen praktischen Hinweisen resultieren, eine Haftung übernehmen.

Die unum-Homepage finden Sie unter: www.unum-verlag.de